CONTRIBUTION A L'ÉTUDE

DE

LA TORSION

DES FIBROMES UTÉRINS

PAR

Le Docteur Emile PLANQUE

ANCIEN INTERNE DES HOPITAUX
LAURÉAT DES HOPITAUX (PRIX ARNAL, 1er EXTERNE 1880)
MÉDAILLE DE BRONZE DE L'ASSISTANCE PUBLIQUE

PARIS

G. STEINHEIL, ÉDITEUR

2, Rue Casimir-Delavigne, 2

—

1897

CONTRIBUTION A L'ÉTUDE

DE LA TORSION DES FIBROMES UTÉRINS

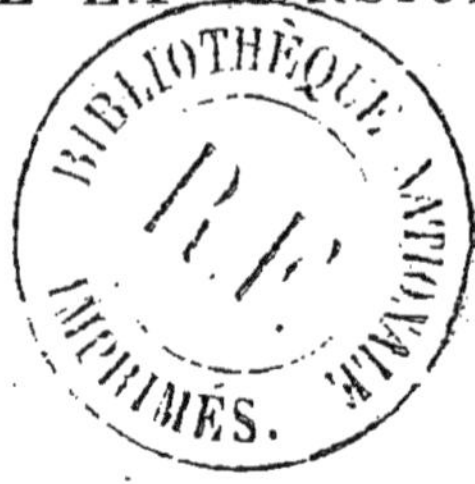

CONTRIBUTION A L'ÉTUDE

DE

LA TORSION

DES FIBROMES UTÉRINS

PAR

Le Docteur Emile PLANQUE

ANCIEN INTERNE DES HOPITAUX
LAURÉAT DES HOPITAUX (PRIX ARNAL, 1ᵉʳ EXTERNE 1880)
MÉDAILLE DE BRONZE DE L'ASSISTANCE PUBLIQUE

PARIS

G. STEINHEIL, ÉDITEUR

2, Rue Casimir-Delavigne, 2

—

1897

AVANT-PROPOS

Pendant les sept années que nous avons passées dans les hôpitaux de Paris, aux titres successifs d'externe et d'interne, nous avons toujours trouvé auprès des maîtres qui ont bien voulu nous accepter comme élève un bienveillant accueil et une grande sympathie. Aussi est-ce pour nous un devoir doux à remplir que de remercier ces maîtres qui nous ont honoré de leur bienveillance et nous ont fait bénéficier de leur expérience.

Nous avons passé notre première année d'internat auprès de M. le Dr Gilbert, à l'hôpital Broussais. Nous lui devons une bonne part de notre éducation médicale, et nous le prions d'accepter l'hommage de notre reconnaissance, et pour l'enseignement scientifique qu'il nous a donné, et pour les conseils si précieux et si amicaux qu'il nous a prodigués depuis.

M. le Dr Sevestre nous a familiarisé avec la clinique infantile ; il nous en a appris les difficultés, et nous avons pu admirer à quel point il possède toutes les qualités du parfait médecin d'enfant.

C'est dans le beau service de M. le Dr Bouilly, à l'hôpital Cochin, que nous avons passé notre dernière année d'internat. Là, nous avons pu admirer les magnifiques résultats qu'il obtient en alliant à une grande science clinique une remarquable habileté opératoire. Le temps que nous avons passé près de lui nous sera un de nos meilleurs souvenirs d'internat.

Nos autres maîtres dans les hôpitaux, MM. Gérard-Marchant, Routier, Chaput, Poirier, Potherat et Achard ont droit à toute notre reconnaissance. Nous n'oublions pas non plus les bonnes leçons que nous ont données pendant nos deux premières années d'études, passées à Lille, MM. Desplats et Duret. Nous savons ce que nous leur devons.

Nous prions M. le Dr Péan d'agréer nos remercîments pour l'amabilité avec laquelle il nous a accueilli dans son service et communiqué une observation inédite.

Notre ami Pilliet, avec sa compétence reconnue, a élucidé pour notre thèse la structure non encore étudiée des fibromes à pédicule tordu. Nous le remercions de cette nouvelle marque d'amitié.

M. le professeur Tillaux a bien voulu accepter la présidence de cette thèse. C'est un grand honneur, dont nous lui sommes profondément reconnaissant.

CHAPITRE PREMIER

HISTORIQUE

Si la torsion des kystes de l'ovaire est bien connue depuis les travaux de Rokitansky, il n'en est pas de même de la torsion des fibromes utérins.

Les traités classiques la mentionnent à peine. M. Pozzi dans son traité de gynécologie l'indique, mais ne la décrit pas. M. Delbet, dans son article : Fibromes, du *Traité de Chirurgie* de Duplay et Reclus, ne lui consacre que quelques lignes.

La première observation semble appartenir à Virchow.

Après lui, Schrœder, Skutsch, J. Cuppie relatent des cas nouveaux.

Friedel Pick rapporte, dans le *Journal médical de Prague*, une observation avec dessin de la tumeur.

Rud. V. Holst, publie un cas nouveau dans le *Centr. f. Gyn.* de 1894.

Imbert, Heurteaux publient des cas analogues. En décembre 1896, M. Schwartz communique à l'Académie de médecine un cas présenté déjà par Mermet à la Société anatomique.

Delaunay et Pilliet apportent à la même société un fibrome tordu enlevé dans le service de M. Péan.

Il nous a été donné de recueillir deux nouvelles observations.

La première, dont la pièce a été présentée par Delaunay tout récemment, à la Société anatomique, a été mise gracieusement à notre disposition par M. Péan.

Nous devons la seconde à la grande obligeance de notre ami le Dr Bouisson, d'Auteuil. C'est par l'étude comparée des cas anciens, par l'examen plus approfondi des cas récents, que nous avons cherché à mettre en lumière, les différents caractères anatomiques et symptomatiques de la torsion des fibromes utérins.

Nota. — Au moment de déposer le manuscrit de notre thèse, on nous signale le travail de J. Macé : *Contribution à l'étude de la torsion du pédicule des fibromes sous-séreux de l'utérus.* (Thèse-Paris 1896-1897, nº 284).

Cette thèse serait mieux intitulée : *Du fibrome pédiculé et des causes de la torsion des tumeurs du bassin.*

Après s'être assez longuement attardé sur ces deux points, l'auteur renonce à établir la symptomatologie de la torsion des fibromes.

Pas d'anatomie macroscopique. Comme anatomie microscopique, les deux examens résumés de Mermet et de Pilliet.

Il relate les observations de Schwartz, Delaunay, Heurteaux; il cite l'observation de J. Cuppie, déjà signalée dans notre thèse.

Il emprunte enfin à la thèse de Vercoutre la relation très sommaire et très confuse d'un cas personnel et d'un cas de Kœberlé; à la thèse de Günther un cas de Van Iterson, de Timmers, de Fritsch et de Günther lui-même. Le temps nous a manqué pour insérer ces documents dans notre thèse. Si même nous avions eu, en temps voulu, connaissance du travail de Macé, les observations sur lesquelles il est basé, trouvailles d'autopsie ou surprises opératoires, relatées sans détails et sans examen anatomo-histologique, ne nous auraient pas permis d'ajouter quoi que ce fût à l'esquisse anatomique et clinique que nous avons essayé de tracer.

CHAPITRE II

ANATOMIE ET PHYSIOLOGIE PATHOLOGIQUES

§ 1. — Étiologie, mécanisme et anatomie macroscopique.

Nous éliminons d'abord du cours de notre étude les fibromes sous-muqueux. Sans doute, ils se pédiculisent souvent et, devenus polypes, ils peuvent à la rigueur se tordre ; mais, ces accidents d'expulsion, d'élimination, accompagnés ou non d'inflammation ou de gangrène, sortent du cadre que nous nous sommes tracé.

Nous laissons aussi de côté les fibromes intra ou sous-ligamenteux. D'abord, ils sont de beaucoup plus rares, ensuite ils ne sont qu'exceptionnellement pédiculés ; enfin, le point d'appui qu'ils prennent sur le plancher pelvien, la paroi osseuse qui les enserre, font qu'ils donnent naissance à des accidents d'enclavement plutôt qu'à des accidents de torsion pédiculaire.

Nous ne nous occupons que des fibromes sous-péritonéaux pédiculés tordus ; nous étudierons successivement leur mode de formation, leur anatomie, leur évolution.

I. — **Mode de formation des fibromes pédiculés.** — Si nous compulsons les rares observations qu'il nous a été possible de recueillir sur le sujet, nous voyons qu'il existe deux grandes classes de fibromes tordus : dans l'une, la torsion porte sur un pédicule rattachant le fibrome à l'utérus ; dans l'autre, sur le fibrome lui-même.

Supposons, en effet, un fibrome sous-péritonéal. Deux cas peuvent se produire : 1° Premier cas et de beaucoup le plus fréquent : le fibrome s'isole rapidement de l'utérus et ne lui est bientôt plus rattaché que par un pédicule de soutien et de vie ; 2° Dans le second cas, le fibrome garde des connexions étendues et résistantes avec l'utérus. Qu'il reste plaqué et sessile sur le dôme utérin, ou que le pédicule qui le relie au fond de la matrice soit large, gros, épais, peu importe. Le résultat est le même. Dans la marche ascendante du fibrome vers l'abdomen, c'est le corps utérin qui suit, s'élève, s'allonge, s'amincit, s'étire, jusqu'à donner l'illusion d'une séparation spontanée, totale, du col et du corps de l'utérus. Rokitansky, croyait à la réalité de ces faits, il n'en est rien. Témoin l'observation si remarquable de Times. Le fond utérin, bourré de fibromes flottait en plein abdomen, le col était dans le petit bassin ; mais, entre les deux, et les reliant, existait un cordon creusé d'une cavité, dont la continuité avec le canal cervical d'une part, et la cavité du fond utérin de l'autre, démontrait qu'il n'était autre que le corps utérin allongé. En dernière analyse le résultat est le même. Masse en équilibre indifférent suspendue à un pédicule grêle et susceptible de torsion.

Mais avant d'étudier le pourquoi, le comment, les conséquences d'une torsion de pédicule, voyons rapidement la constitution anatomique et les autres évolutions possibles d'un fibrome pédiculé.

II. — **Constitution anatomique**. — Comment se présente un fibrome pédiculé. Nous avons à étudier, le pédicule et le fibrome lui-même :

1° *Le pédicule* est essentiellement constitué par une enveloppe péritonéale engainant un prolongement du tissu musculaire de l'utérus, avec des vaisseaux et des nerfs.

La vascularisation du pédicule est d'ailleurs des plus variables. Chambers a vu plusieurs artères du volume d'une plume ; Grailey Hertwitt en signale qui avaient un demi-pouce de diamètre ; dans d'autres cas les vaisseaux sont très rares et très petits.

Les veines sont toujours plus nombreuses, plus volumineuses que les artères.

Dupuytren et Billroth, Poirier, y décrivent des vaisseaux lymphatiques; Astruc signale des nerfs dans les polypes.

2° *Le fibrome* lui-même est inclus dans une coque à double paroi ; la plus extérieure est formée par le péritoine et les fibres musculaires utérines ; la seconde est constituée par une couche de tissu cellulaire lâche que Cruveilhier assimile à une bourse séreuse. Dans cette dernière, rampent les vaisseaux. A noter surtout, le développement considérable des veines de la capsule. A signaler aussi, que, si les parties les plus externes du fibrome sont alimentées par des capillaires émanés des vaisseaux de la capsule, le centre ne se nourrit que par imbibition : d'où son aspect blanchâtre, d'où aussi la formation par raréfaction et disparition de fibres musculaires et de faisceaux conjonctifs mal nourris, des *Géodes* de Cruveilhier.

Quant à la coupe d'un fibrome, elle est classique. On sait sa consistance plus ou moins dure, son aspect de lignes

spirales plus ou moins marquées, et dessinant des tourbillons.

III. — **Evolutions.** — 1° Dégénérescences. — Un
fibrome pédiculé peut, comme tout autre fibrome, subir
le coup de diverses dégénérescences. Il peut être frappé de
dégénérescence graisseuse. Il peut présenter de la métamor-
phose régressive, caractérisée par de l'induration et de
l'atrophie, si tant est qu'il ne faille pas, avec Gusserow, réduire
ce processus à la dégénérescence graisseuse. Il peut se trans-
former en sarcome, et nous ne faisons que signaler la thèse
si brillante et si documentée de Costes, d'après laquelle le
fibrome se relierait intimement à la famille des sarcomes. Il
peut enfin subir la dégénérescence calcaire ; infiltration
calcaire serait mieux. C'est le sang en effet qui apporte et qui
laisse les matériaux de calcification. Ce processus, nous dit
Costes, procède du centre à la périphérie des lobules, il va
de pair avec la disparition des vaisseaux. Ne doit-on pas en
conclure qu'un pédicule étiré ou tordu, est la cause prédis-
posante la plus efficace de sa production ? Ne réalise-t-il pas,
en effet, une lenteur de la circulation d'apport, une suppression
de la circulation de retour, grâce auxquelles le sang dépose,
infiltre ses matériaux solides, tandis que les humeurs sont
reprises par la circulation de suppléance que créent les adhérences. A l'appui de cela, d'ailleurs, nous pourrions citer une
communication récente de notre ami L. Sibut, à la Société
de médecine de Paris ; elle peut se résumer ainsi : fibrome
intra-ligamenteux, tordu et transformé en pierre utérine.

2° Rupture. — Ce n'est pas tout, *le pédicule* est grêle, il
peut se rompre. Le fibrome a ou non contracté des adhéren-

ces. Il vit en parasite sur un organe voisin, ou devient corps libre du péritoine.

3° TORSION. — Nous arrivons maintenant à la torsion du pédicule. Pourquoi ? dans quel sens se fait cette torsion ? Quelles en sont les conséquences ?

A) L'*étiologie* de la torsion du fibrome utérin est des plus obscures. Faut-il incriminer des mouvements brusques accidentels ou provoqués par la palpation ? Les alternatives de replétion et de vacuité de la vessie et du rectum ? L'accroissement inégal de la tumeur ? Des adhérences préalables ? Nous en sommes réduits à des hypothèses. Deux conditions sont cependant majeures : c'est, d'une part, l'existence d'une tumeur mobile; de l'autre, celle d'un pédicule assez grêle, assez peu résistant. On comprend, dans ces conditions, qu'un fibrome pédiculé, né du fond de l'utérus, retombe dans le cul de sac de Douglas et donne lieu à des accidents d'enclavement, dit Langenbuch, à des accidents de coudure brusque, de torsion ébauchée, dirons-nous. — La grossesse peut être cause de torsion. Le cas de Cuppie est typique : une femme enceinte meurt d'accidents de gangrène consécutifs à la rotation sur son axe d'un noyau sous-séreux. — On conçoit aussi que le développement d'une tumeur adjacente au fibrome puisse modifier sa position : dans l'observation de Delaunay, c'est un kyste de l'ovaire, sis au dessous et en arrière de la tumeur qui détermine sa torsion. — Il semblerait aussi que les petits fibromes dussent se tordre plus facilement ; toutefois, nos quatre dernières observations ne confirment pas cette hypothèse. Dans le premier cas de Delaunay, le fibrome avait le volume du rein ; dans le second, il pesait 2.200 gr.

Dans le cas de Mermet et Schwartz, 900 gr. — Dans le cas de Bouisson, son volume atteignait celui d'une tête d'adulte.

B) *Dans quel sens se fait la torsion.* — La loi de Lawson Tait qui veut que la torsion se fasse le plus souvent dans le sens des aiguilles d'une montre, est-elle exacte pour les fibromes pédiculés? Nous possédons trop peu d'observations pour résoudre la question. — S'il s'agit d'un utérus fibromateux, il se tord suivant son axe, et le degré de la torsion varie. A priori, il peut être très faible, mais les auteurs ne relatent que les cas plus accusés. Imbert signale 90°; Virchow, un tour complet; Friedel Pick, deux tours; Küster, deux tours et demi. — S'agit-il d'un fibrome pédiculé? Nous trouvons 120° (Holst); trois quarts de tours de spire (Delaunay); un tour complet (Bouisson). Dans ces cas, l'utérus peut garder sa position normale ou se couder et suivre la tumeur dans sa rotation.

C) *Conséquences de la torsion.* — Une fois le pédicule tordu sous les influences et de la façon que nous venons de dire, que va-t-il se passer du côté du fibrome? Toutes les modifications qui se produiront ressortissent aux troubles de la circulation. Les artères du pédicule doivent à leur situation plus centrale et à la résistance de leurs parois, de rester perméables; les veines, au contraire, sont rapidement oblitérées, tout au moins leur calibre est fortement amoindri. La voie d'apport persiste; la voie de retour est supprimée ou très réduite. La tension sanguine est considérablement accrue à l'intérieur du fibro-myôme. Nous allons assister aux accidents qui suivent la compression ou l'oblitération des veines d'un organe quelconque, les artères restant perméables .

Ces accidents peuvent se diviser en accidents immédiats et accidents secondaires.

a) Accidents immédiats. — 1° Si l'oblitération veineuse n'est pas complète, nous pouvons n'avoir que de l'œdème. Pour Delaunay, cet œdème existerait normalement dans les gros fibromes à pédicule mince. La masse de la tumeur comprime sans cesse le pédicule et gêne sa circulation. Ainsi s'explique la consistance spéciale de ces tumeurs, consistance telle qu'il est bien difficile de ne pas faire le diagnostic de kyste de l'ovaire.

2° Y a-t-il torsion ? les veines du pédicule viennent-elles à s'oblitérer, soit graduellement, soit brusquement ? nous assistons à la thrombose et à l'apoplexie du fibrome. Ces lésions sont en tout comparables à celles que l'on observe dans les kystes de l'ovaire et les salpingites à pédicule tordu.

La thrombose est périphérique ; l'apoplexie est totale.

Nous disons intentionnellement apoplexie totale. Car, si la texture serrée du fibro-myôme lui-même, si sa faible vascularisation n'y permettent pas la production d'infarctus, du moins, il est infiltré, farci par les éléments du sang. Sans doute, les globules atteignent difficilement le centre. Mais on y trouve le sérum plus ou moins teinté dans les géodes pré ou néo-formées. Ajoutons que ces deux variétés de cavités ont une génèse analogue : les premières ont pour raison d'être la nutrition normalement atténuée du centre du fibrome; les secondes, la nécrose plus ou moins accentuée du fibro-myôme, sous l'influence de la torsion pédiculaire.

A ces troubles de circulation correspondent des modifications du volume, de la consistance, de l'aspect extérieur, de la coupe du fibrome.

La stase veineuse explique l'augmentation du volume. Le fibrome n'est plus résistant comme d'ordinaire : dans certains cas, il peut donner l'illusion d'une véritable fluctuation.

Sa surface a perdu son aspect lisse, uniforme. Elle est rouge sale, couleur feuille morte. Sur ce fond sombre transparaissent des marbrures noires, violacées, dont les dimensions varient de celle d'un grain de mil à celle d'une pièce de cinp francs et au-delà.

A la coupe, la tumeur ne crie pas sous le scalpel.; sa consistance est molle, sa coloration rougeâtre ; la surface de section laisse sourdre du sang au raclage et à la section.

On distingue d'ailleurs très nettement deux zones : l'une centrale, l'autre périphérique.

Dans la couche centrale, nous notons deux faits capitaux : — 1º L'architecture du fibrome est remaniéo par l'invasion sanguine. Faisceaux conjonctifs et fibres musculaires ne sont plus agencés en tourbillons ; ils sont déjetés, comprimés, étouffés, souvent très pigmentés ; — 2º Les géodes se montrent plus ou moins nombreuses. Nous en avons déjà décrit les deux variétés : géodes néo-formées, géodes préformées ; nous n'insisterons pas. Une sérosité plus ou moins teintée occupe leur cavité.

La zone périphérique, épaisse de 3 à 5 centimètres, est violacée, noirâtre, truffée ; cette coloration n'est pas uniforme. Certains endroits sont plus foncés : ils correspondent à de véritables noyaux apoplectiques, absolument semblables aux noyaux d'infarctus de l'apoplexie pulmonaire. Peu abondants au voisinage du pédicule, ils présentent, au pôle opposé de la tumeur, un volume et une confluence remarquables. Ils affleurent à peine la séreuse péritonéale, dont ils restent séparés par le tissu conjonctif sous-séreux, refoulé excentriquement et gorgé d'un sang noir et épais. Leur surface de coupe est finement grenue: tel un foyer d'infarctus pulmonaire. Ils crépitent à la pression qui fait sourdre des vaisseaux dilatés du sang noir et des caillots vermiformes.

b) Accidents secondaires. — Tout cela peut aboutir à la gangrène : tel le cas relaté par Holst. Le plus souvent, il n'en est pas ainsi. La surface de la tumeur devient le siège de péritonite localisée. Il se crée des adhérences avec les organes voisins, adhérences qui suppléent un peu à la nutrition défectueuse du fibrome, mais qui deviennent elles-mêmes une source de danger, et par les troubles fonctionnels qu'elles peuvent déterminer, et par les difficultés qu'elles apportent à l'acte opératoire qui, tôt ou tard, s'impose.

§. II. — **Examen histologique.**

Nous avons à étudier les lésions du pédicule, celles de la tumeur elle-même.

I. — Lésions du pédicule. — 1° Les *veines* sont thrombosées. Le caillot est adhérent et actif, intimement pénétré par l'endothélium proliféré. On a sous les yeux les résultats décrits par M. le professeur Cornil dans la ligature des veines, leurs parois ne sont pas sensiblement épaissies.

2° Parmi les *artères*, les unes sont encore perméables ; les autres sont atteintes d'artérite oblitérante.

3° Les lésions des *nerfs* du pédicule ne sont nulle part

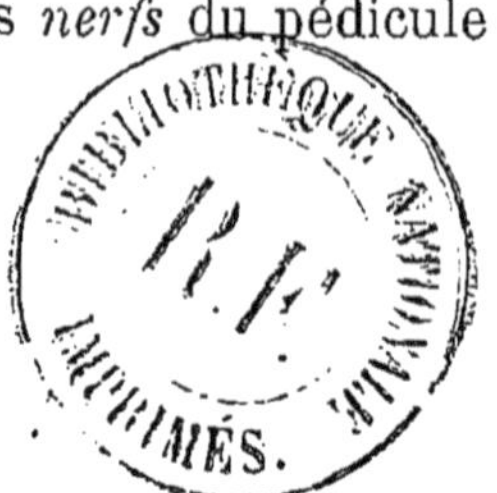

signalées. Dans le cas qu'il nous a été donné de voir, il n'existait pas de filets nerveux isolés, apparents.

II. — **Lésions de la tumeur.** — La torsion du pédicule détermine une apoplexie myomateuse totale. Cette apoplexie est à son maximum dans la zone des infarctus. Elle
s'atténue dans la couche capsulaire et dans la partie centrale. Nous étudierons successivement les lésions en chacun
de ces trois points.

1° Zone des infarctus. — L'infarctus n'a pas de paroi
propre : c'est un épanchement qui écarte et dissocie les éléments du tissu myomateux.

Le sang infiltré se détruit avec une rapidité remarquable.
Il forme des masses diffuses, à peu près amorphes, parsemées
d'un pigment brun jaunâtre provenant des globules sanguins
détruits. Les globules blancs sont peu abondants.

Sous l'action de cet épanchement, les éléments du fibro-
myôme subissent une série de lésions.

D'abord les fibres musculaires sont dispersées, dissociées,
en petits faisceaux constitués par trois ou quatre fibres cellules; quelquefois une cellule musculaire est isolée.

« La plupart s'atrophient, et l'on en voit qui subissent la
transformation pigmentaire. D'autres ne sont plus reconnaissables qu'à une petite traînée allongée de pigments sanguins
ayant gardé la longueur et la forme générale de la fibre cellule.

« Il en faut conclure que la fibre musculaire lisse qui jouit,
comme la fibre striée, bien qu'à un degré beaucoup moindre,
de la propriété de fixer dans son plasma l'hémoglobine, a suppléé aux globules blancs et a fixé et détruit elle-même l'hé-

moglobine résultant de l'inondation sanguine ambiante. Ainsi s'expliqueraient la rapidité de la destruction du sang épanché et la destruction des fibres cellules tuées par la surcharge pigmentaire. Le pigment est disposé dans ces tissus sous forme d'une poussière fine à petits grains, et, par places, de masses qui d'abord ont été contenues dans les leucocytes dont les noyaux ne se colorent plus, et qui forment ensuite des amas muriformes composés de filaments enchevêtrés de toutes les façons comme un mycelium de champignons. » (Pilliet). Les fibres conjonctives sont également dissociées, atrophiées, infiltrées de pigment.

2° Zone centrale. — Au centre de la tumeur les cellules sont beaucoup moins dissociées que dans la zone des infarctus; cependant, elles sont encore atrophiées et infiltrées de pigment sanguin.

La substance amorphe qui les sépare tient en suspension quelques leucocytes déformés, quelques hématies encore reconnaissables, et une grande quantité de pigment.

3° Zone corticale. — Le péritoine, ou bien est simplement épaissi dans son feuillet cornéen, s'il n'y a pas eu d'adhérences,—ou bien il a perdu son endothélium, et les quelques fibres conjonctives de sa face profonde sont séparées par de nombreuses cellules rondes.

Contre le péritoine le tissu est sain et il doit cette vitalité à son imbibition par la sérosité péritonéale.

Du côté des infarctus, il est apoplexié, rempli de globules rouges en partie détruits et déterminant, par leur destruction même, des cavités irrégulières au pourtour desquelles on

rencontre quelques faisceaux de fibres lisses isolées et mor-
celées.

En résumé, infiltration sanguine considérable ; dissociation
des éléments du fibrome par cette infiltration ; dégénérescence à la fois du sang et des éléments myomateux.

CHAPITRE III

SYMPTOMES

Il est malaisé de tracer d'une manière définitive le tableau clinique de la torsion des fibro-myômes. Les observations que nous en possédons sont rares, et aussi peu détaillées que le sont en général les observations de maladies dont le diagnostic ne se fait qu'à l'opération ou à l'autopsie. Nous ne croyons cependant pas qu'il faille renoncer à tenter un essai de description, ne fût-ce que pour donner une esquisse, dont les observateurs à venir préciseront les traits.

De l'étude de nos documents, il ressort qu'il existe deux classes de torsion de pédicule, l'une aiguë, l'autre lente.

1. — Torsion aiguë

Début. — Brusquement et sans cause appréciable, en général, la femme ressent dans le bas-ventre une douleur extrêmement vive, violente jusqu'à la syncope. D'abord localisée, cette douleur ne tarde pas à s'irradier dans la région lombaire, la fosse iliaque, tout l'abdomen. La douleur iliaque peut être telle qu'on pense à un appendicite.

La malade est pâle, anxieuse ; la respiration est brève ; le pouls petit, filiforme, fréquent, quelquefois irrégulier. Bientôt, surviennent des vomissements, muqueux, bilieux, porracés. Ces phénomènes généraux ne manquent pas d'être inquiétants. Il est bien évident que, dans la torsion du pédicule d'un fibro-myôme comme dans la torsion du pédicule d'un kyste de l'ovaire, on ne peut attribuer ces accidents généraux à une péritonite qui n'existe pas. Nous ne les attribuerons pas davantage à la torsion des nerfs du pédicule. Si tout le monde admet les nerfs du pédicule du kyste ovarique, il n'en est pas de même pour les pédicules des myômes. Aussi bien, l'irritation subite des organes de l'abdomen, tributaires du plexus solaire, suffit à provoquer par ordre réflexe des symptômes généraux. C'est ce que Gübler avait décrit sous le nom de péritonisme : « l'ensemble des phénomènes graves, souvent mortels qui viennent compliquer les lésions des organes tapissés par le péritoine. Toute circonstance capable d'émouvoir fortement la sensibilité du péritoine peut devenir une cause de perturbation générale pour le système nerveux sympathique : alors on observe le faciès grippé, le pouls fréquent, la respiration fréquente, les vomissements. »

Fait à noter, il n'y a pas de fièvre, et cette dissociation de de la température et du pouls est un signe de grande valeur. Donc, douleur intense et péritonisme, voilà qui caractérise le début suraigu.

Ailleurs, le début est moins dramatique, mais presque aussi inquiétant. Une femme, sujette ou non à des ménorrhagies et des métrorrhagies, ressent, au moment des règles le plus souvent, dans leur intervalle quelquefois, des douleurs plus vives qu'à l'ordinaire et ces douleurs augmentent assez rapidement d'intensité. Il survient des vomissements muqueux et bilieux. Le pouls n'est plus petit et filiforme comme dans le tableau précédent, il est fréquent ; la température reste normale.

Examen physique. — Vient-on à examiner la malade, le ventre est tendu et douloureux. Le palper, rendu difficile par la tension des parois abdominales, nous révèle la présence d'une tumeur de volume variable. Combiné au toucher, il nous indique l'existence d'une tumeur juxta-utérine, affectant des rapports variables avec l'utérus et présentant des caractères spéciaux.

Tantôt, cette tumeur semble se continuer directement avec l'utérus, et dans ce cas les mouvements qui lui sont communiqués se transmettent au col ; tantôt, elle en est nettement indépendante : utérus fibromateux tordu, dans le premier cas ; fibrome pédiculé, dans le second.

Les dimensions de l'utérus sont d'ailleurs variables. Elles sont, ou bien normales ou bien augmentées. Le cathétérisme ne nous paraît guère indiqué en présence de symptômes généraux aussi inquiétants ; dans le seul cas où il ait été pratiqué, il fit commettre à Holst une erreur de diagnostic. Le cathéter indiquait une cavité utérine normale, mais il ne pénétrait que jusqu'à l'orifice interne et au-dessus se trouvait le corps transformé en pédicule.

La tumeur elle-même présente trois caractères. Elle est fixée, plus ou moins rapprochée du plan médian, élastique ou pseudo-fluctuante. Sa fixité tient à la torsion, qui a réduit la longueur du pédicule et ainsi ne permet plus le ballottement. Le rapprochement du plan médian en est aussi la conséquence directe. A noter, que les tumeurs d'origine pelvienne, ayant une fois franchi le détroit supérieur, retombent plus facilement en avant qu'en arrière. Quant à l'élasticité ou pseudo-fluctuation, elle est due à l'œdème et à l'apoplexie myomateuse.

Marche. — La torsion une fois effectuée, comment vont évoluer les symptômes?

Les phénomènes du début s'amendent, mais cette accalmie est de courte durée.

Si l'on n'intervient pas, la gangrène peut s'installer : c'est le tableau de la péritonite suraiguë. Ailleurs, les accidents, d'abord très inquiétants, se rapprochent de ceux qu'on observe dans la forme lente. Enfin, dans certains cas, l'affection évolue par crises ou par rechutes, selon que l'on admet que le pédicule d'abord tordu se détord, ou que l'on veut y voir une torsion, dont chacune des étapes est marquée par une crise aiguë. L'observation de Heurteaux soulève la discussion de ces deux hypothèses.

2º **Forme lente**

Les symptômes en sont des plus vagues. Ici la malade n'a aucune douleur vive, et c'est au cours d'une opération qu'on constate un demi-tour ou un tour de spire. Ailleurs, c'est une femme en puissance de fibrome reconnu, dont les douleurs deviennent un peu plus vives et constantes, au point de faire hâter l'opération déjà conseillée.

CHAPITRE IV

DIAGNOSTIC

1° Dans la **forme lente**, on peut soupçonner le diagnostic, rarement l'affirmer. Toutes les femmes en puissance de fibrome ne sont-elles pas sujettes, au moment de leurs règles surtout, à des douleurs ou à des recrudescences de douleurs ? Il faudra cependant songer à la torsion lorsque, en dehors des pertes, ces douleurs plus vives persisteront pendant un temps anormal.

2.° Dans la **forme aiguë**, l'intensité des symptômes généraux peut faire penser à une appendicite, un étranglement interne, une hématocèle rétro-utérine, un kyste de l'ovaire tordu.

Si l'on examine la malade, et par le palper abdominal, et par le toucher vaginal, on trouve ou non une tumeur. S'il n'en existe pas, on peut d'emblée éliminer du diagnostic l'étranglement interne et l'appendicite.

L'étranglement interne s'accompagne de constipation opiniâtre, d'absence d'émission des gaz et de vomissements fécaloïdes; les anses intestinales se dessinent rapidement sous la paroi.

L'appendicite a des caractères bien spéciaux : douleur dans la fosse iliaque droite avec maximum au point de Mac-Burne, fièvre. Sans doute, la contracture musculaire, la défense de la paroi sur laquelle insiste M. le professeur Dieulafoy, peuvent en imposer pour une tumeur; sans doute, aussi, l'appendicite subaigüe s'accompagne, à un moment donné, d'un empâtement et d'une tuméfaction, mais celle-ci n'a jamais les caractères d'une tumeur juxta-utérine, et surtout elle ne coïncide pas avec l'apparition brutale des accidents de péritonisme.

Existe-t-il une tumeur ? On pourrait penser à une hématocèle rétro-utérine, ou à un kyste tordu.

L'hématocèle rétro-utérine plonge dans le petit bassin ; elle bombe dans le cul-de-sac postérieur, dédouble même, sauf en cas d'adhérences préalables, la cloison recto-vaginale, refoule en avant l'utérus en entier. Les limites de l'épanchement sanguin ne sont pas nettes, l'utérus y est englobé.

A noter, d'ailleurs, les signes fonctionnels d'un grossesse, le début des accidents par une métrorrhagie accompagnée d'expulsion de caduque, et la persistance d'un écoulement de caillots noirâtres, couleur chocolat.

C'est le **kyste de l'ovaire**, c'est surtout le kyste dermoïde avec sa consistanne solide qui peut donner le change avec le fibrome utérin.

C'est lui qui, dans les observations que nous relatons, a toujours été incriminé. Nous ne nous dissimulons pas les difficultés d'un pareil diagnostic ; il nous semble toutefois que l'attention éveillée sur la possibilité de la torsion des fibromes intestins, on puisse, malgré la pseudo-fluctuation, malgré la similitude des deux tumeurs, qui sont toutes deux rapprochées du plan médian, et plus ou moins immobilisées, par l'étude des antécédents et des symptômes concomitants, par l'hystérométrie qui, souvent nous l'avons vu, est entachée d'erreur, affirmer ou du moins soupçonner une torsion de fibrome utérin.

Dans sa thèse, Mouls attache une grande importance au souffle systolique du pédicule. Nous devons avouer que, dans beaucoup de kystes tordus, observés dans le service de notre maître, M. Bouilly, nous n'avons pas retrouvé ce symptôme. Son existence, en cas de doute, devrait faire penser à un kyste de l'ovaire, car l'on sait que les artères du pédicule d'un fibrome utérin n'ont pas le volume de celles du pédicule d'un kyste.

CHAPITRE V

PRONOSTIC

Le pronostic de la torsion des fibromes est variable.

Abandonnée à elle-même, l'affection évolue vers la gangrène, la péritonite aiguë ou la péritonite chronique.

L'intervention opératoire est donc toujours indiquée, toujours nécessaire dans les fibromes tordus, — et c'est le moment de cette intervention qui règle le pronostic.

L'intervention est-elle précoce ? La tumeur pédiculée, à pédicule mince, n'a pas encore contracté d'adhérences et est enlevée avec la même facilité qu'un kyste de l'ovaire non enclavé, non adhérent.

Est-elle tardive ? Les adhérences ont eu le temps de s'organiser ; et c'est leur siège, leur étendue qui créent la gravité de l'intervention.

CHAPITRE VI

TRAITEMENT

La laparotomie s'impose, d'autant plus rapidement que les difficultés de l'opération croîtront avec le retard qu'on apportera à l'opération.

La paroi incisée, la conduite à tenir variera suivant qu'on se trouvera en présence d'un fibrome pédiculé ou d'un utérus fibromateux.

S'agit-il d'un fibrome pédiculé ? on se comportera comme à l'égard d'un kyste de l'ovaire, c'est-à-dire qu'après libération des adhérences, s'il y a lieu, on extirpera la tumeur après ligature du pédicule. Cependant, à notre avis, cette ligature doit être faite d'une façon spéciale. Nous avons vu un pédicule de fibrome, lié à la soie, donner une hémorrhagie abondante, probablement parce que les fibres musculaires s'étaient rétracées. Aussi conseillons-nous de mettre sur le pédicule une ligature élastique.

Si, au contraire, on trouve un utérus fibromateux, il faut pratiquer l'hystérectomie. En ce moment, l'hystérectomie totale est en faveur ; mais il est des cas où le fond de l'utérus est si bien pédiculisé que l'hystérectomie partielle est des des plus faciles et très rapidement effectuée. Nous croyons que, dans ces cas, il faut y avoir recours de préférence.

OBSERVATIONS

OBSERVATION I (Inédite) due à l'obligeance de M. PÉAN.

Antécédents héréditaires, nuls.

Antécédents collatéraux, nuls.

Antécédents personnels, rougeole vers 6 ans, jamais d'autres maladies.

Réglée à 14 ans, toujours régulièrement et sans douleurs jusqu'au début de l'affection, il y a 18 mois; jamais de pertes blanches.

Mariée à 18 ans, une seule grossesse, jamais de fausse couche, accouchée à 19 ans d'un enfant qui vit encore aujourd'hui, suites de couches normales.

Histoire de la maladie. — Depuis onze mois, troubles dans la menstruation ; les règles avançent d'abord de 5 jours, puis de 8, enfin depuis huit mois, elles se reproduisent tous les quinze jours, s'accompagnant seulement d'une sensation de pesanteur abdominale.

La malade ignorant l'existence de la tumeur, continue ses travaux des champs jusqu'aux dernières règles survenues il y a vingt jours, et accompagnées d'assez violentes douleurs.

Un médecin consulté alors constate la présence d'une volumineuse tumeur abdominale et conseille l'intervention.

Examen de la malade. — Etat général assez bon, léger amaigrissement depuis un mois seulement. Rien au cœur ni aux poumons ; rien dans les urines.

Au palper. — Ventre volumineux, saillant, tumeur arrondie remontant jusqu'au niveau de l'ombilic. Quoique assez mobile, cette tumeur semble présenter des adhérences.

Au toucher. — Culs de sacs complètement effacés par la tumeur, col fortement dévié à gauche. Combiné au palper, le toucher semble indiquer que la tumeur est légèrement mobile, indépendante de la masse constituée par l'utérus.

Opération. — La malade étant placée dans le décubitus latéral gauche, le premier temps consiste en la dissection du col et le pincement des ligaments larges à leur base, (sans section).

La malade est alors placée dans le décubitus dorsal et une incision médiane de 15 cent. est pratiquée.

L'ouverture de l'abdomen met à découvert une volumineuse tumeur violacée, tendue et offrant presque l'apparence d'un kyste hématique. La ponction, faite avec la pointe d'un bistouri, met en évidence la nature solide de la tumeur.

Transfixée à l'aide d'une forte broche courbe, la tumeur est attirée hors de la cavité abdominale, il est dès lors nécessaire de la libérer de quelques adhérences épiploïques surtout à gauche et en haut.

Une fois hors de l'abdomen, on constate que la tumeur est un fibrome à pédicule tordu, inséré sur le fond de l'utérus.

Le pédicule est coupé entre deux pinces et lié à l'aide d'un fil de soie simple.

La suture du péritoine est faite au catgut et le pédicule fixé en dehors du péritoine à la partie inférieure de la plaie. Deuxième plan de suture au catgut, réunissant les plans musculaires et aponévrotiques. Sutures cutanées au catgut.

Du côté du vagin, suture du cul de sac antérieur à l'aide d'un surjet de catgut. Le cul de sac postérieur est laissé ouvert pour assurer le drainage de la cavité abdominale.

L'asepsie de la cavité utérine est pratiquée à l'aide d'une mèche de gaze iodoformée. Le vagin est tamponné à l'aide de trois éponges salolées et d'une iodoformée.

Suites opératoires : Les pinces sont enlevées le surlendemain de l'opération.

Les éponges sont retirées le 6e jour.

Le premier pansement de l'incision abdominale est fait le 8e jour ; réunion par première intention.

Examen de la pièce, par M. le Dr A. PILLIET. — La tumeur ovoïde, pèse 1.200 gram.; elle mesure 25 cent. dans son grand axe, 18 dans son axe transverse. Le pédicule situé à la partie inférieure, dans le sens du grand axe présente la largeur d'une pièce de 1 franc. Il est un peu oblong.Le péritoine est facilement détachable en ce point et l'on constate l'existence d'une veine importante thrombosée. La coupe transverse de la tumeur montre qu'elle est toute entière d'un rouge jambonné, avec taches noirâtres disposées par semis. Il existe de grandes plaques violacées, sous toute la surface péritonéale qui est unie et libre d'adhérences.

Coupes au niveau du pédicule. — Les coupes, comme toutes les autres, ont été colorées au carmin d'alun, à l'hématéïne et à la thionine. Cette dernière substance nous a paru inférieure en général à l'hématéïne sauf pour la coloration des caillots intra-vasculaires et de leurs éléments figurés.

Sur les coupes pratiquées au niveau du pédicule on constate l'existence de veines volumineuses thrombosées,avec caillots adhérents, intimement pénétrés par des cellules ramifiées provenant de la multiplication de l'endothélium du vaisseau. On a sous les yeux les résultats décrits par M. le professeur Cornil dans la ligature des veines. La torsion a produit ici le même résultat, la formation d'un caillot adhérent et actif au niveau du pédicule. Les parois de ces veines ne sont pas sensiblement épaissies.

Il n'en est pas de même des artères situées en dedans du pédicule.

Les unes sont encore perméables et largement dilatées, mais les autres, et c'est le plus grand nombre, présentent tous les signes de l'artérite oblitérante avec lésions portant sur toutes les tuniques artérielles et même avec amas de leucocytes dispersés autour de la gaine externe.

On ne rencontre pas de filets nerveux isolés, apparents ; ce sont probablement les nerfs des artéres qui suffisent à la nourriture du fibrome.

Dans la trame du pédicule on ne voit que les fibres musculaires lisses, se colorant du reste bien par les réactifs. Elles sont peu abondantes, ne forment pas de paquets épais, et se retrouvent ainsi clairsemées jusque sous le péritoine intact.

Coupes de la périphérie de la tumeur. — Sous le péritoine qui n'es qu'un peu épaissi dans son feuillet cornéen on rencontre des fibres musculaires en paquets serrés, chaque fibre possédant un noyau volumineux bien coloré. Mais cette masse de tissus bien vivant est très mince et au dessous la trame est apoplexiée, remplie de globules rouges en partie détruits et déterminant par leur destruction même des cavités irrégulières au pourtour desquelles on rencontre quelques faisceaux de fibres lisses isolés et morcelés.

Plus bas, l'inondation du fibrome par le sang est complète, et ce sang infiltré dans les tissus semble se détruire avec une rapidité remarquable. Il forme des masses diffuses, à peu près amorphes, parsemées d'un pigment brun jaunâtre provenant des globules sanguins détruits. Les globules blancs sont peu abondants. Les fibres musculaires sont dissociées, isolées, quelques-unes restent volumineuses, la plupart s'atrophient et l'on en voit qui subissent la transformation pigmentaire. D'autres ne sont plus reconnaissables qu'à une petite traînée allongée, le pigment sanguin ayant gardé la longueur et la forme générale de la fibre cellule.

Il en faut conclure que la fibre musculaire lisse, qui jouit comme la fibre striée, quoique à un dégré beaucoup moindre, de la propriété de fixer dans son plasma l'hémoglobine a, suppléé aux globules blancs et a fixé et détruit elle-même l'hémoglobine résultant de l'inondation sanguine ambiante. Ainsi s'expliqueraient la rapidité de la destruction du sang épanché et la destruction des fibres-cellules tuées par la surcharge pigmentaire. Le pigment est dispersé dans ces tissus sous la forme d'une poussière fine à petits grains, et, par places, de masses qui d'abord ont été contenues dans les leucocytes dont les noyaux ne se colorent plus, et qui forment ensuite des amas muriformes composés de filaments enchevêtrés de toutes les façons comme un mycélium de champignons.

Les coupes au pourtour de la géode centrale montrent une substance dans laquelle les réactifs, en particulier la thionine, ne colorent plus aucuns noyaux, si ce n'est dans quelques cellules musculaires de la paroi des artérioles. Pourtant la disposition générale des fibres du tissu est encore reconnaissable, sauf aux bords de la géode, où la paroi ne forme qu'une masse homogène et friable. Les caractères de destruction étendue, sans grande hémorrhagie, peuvent faire penser que la géode préexistait à la torsion.

En résumé nous constatons une thrombose veineuse au niveau des veines du pédicule ; et de plus une artérite oblitérante assez accentuée. Comme résultats, on observe dans la masse de la tumeur une apoplexie veineuse avec infarctus mal limités, et destruction rapide du sang épanché, du tissu conjonctif et des muscles englobés dans l'inondation. Ce processus est donc assez particulier, à cause de cette mort rapide de tous les éléments en contact avec le sang et de la transformation pigmentaire que subissent les fibres cellules avant de disparaître.

OBSERVATION II (due à l'obligeance de notre ami le Dr BOUISSON, d'Auteuil)

Mme X.... 50 ans, habitant Auteuil, rue Michel-Ange.

Rien d'intéressant à noter dans les antécédents héréditaires ou personnels de cette malade. Elle a depuis longtemps une tumeur abdominale; elle a consulté à ce sujet, il y a 22 ans, Constantin Paul, qui a diagnostiqué un kyste dermoïde de l'ovaire droit. Cependant la malade dont le ventre grossissait peu à peu, n'accusait ni douleurs, ni troubles de la menstruation.

Début des accidents actuels. — Le 1er mai 1896, la malade est prise brusquement, sans que rien eût annoncé la crise, d'une douleur atroce qui, ayant débuté dans le flanc droit, se généralise rapidement dans tout l'abdomen. En même temps, apparaissent des vomissements, d'abord bilieux, puis rapidement porracés. Le pouls est petit, fréquent, un peu irrégulier, mais, chose à noter, il n'y a pas d'élévation de la température.

En présence de ces symptômes, on pense à une appendicite; mais la malade rappelle la consultation qu'elle a eue 22 ans auparavant de Constantin Paul. Elle dit le diagnostic, porté alors, de kyste dermoïde et l'on songe à une torsion de pédicule de kyste de l'ovaire. L'examen physique confirme d'ailleurs cette opinion.

Le ventre est tendu, ballonné, douloureux à la pression. La douleur est diffuse, intense, plutôt calmée par une pression profonde. L'utérus, au toucher, est mobile, de dimensions normales, porté en avant; sur son côté droit, repose le pôle inférieur d'une tumeur de la grosseur d'une tête d'adulte, semblant fixée, douloureuse à la pression, surtout au voisinage de la corne utérine, élastique plutôt que fluctuante, donnant l'impression d'un assemblage de parties dures et de parties molles, avec prédominance des premières; portée en avant, rapprochée du plan médian, se dessinant à l'inspection à travers la paroi abdominale.

En présence de la gravité immédiate et imminente des symptômes, l'intervention s'impose. Elle est pratiquée le 4 mai par M. Walter, chirurgien des hôpitaux, à la maison de santé dé la rue Blomet.

Une incision médiane sous-ombilicale conduit directement sur une tumeur non adhérente, mais rouge, tomenteuse et fortement vascularisée. Sur ce fond vineux transparaissent des plaques bleuâtres dont les dimensions varient de celles d'une lentille à celles d'une pièce de 5 francs. Ces tares sont surtout appréciables au voisinage utérin de la tumeur. Celle-ci semble fluctuante, mais un trocart enfoncé à travers les parois n'amène que quelques gouttes d'un sang fluide et brunâtre. Devant l'impossibilité de réduire cette masse par l'évacuation de son contenu, on agrandit l'incision de la paroi et l'on extrait avec la plus grande facilité une masse solide dans son ensemble et reliée à l'utérus par un pédicule de la grosseur de l'index et long de 3 centimètres et demi environ.

Ce pédicule est tordu. Il fait un tour complet. La partie antérieure de la tumeur, le pédicule une fois détordu, apparaît comme s'étant portée successivement en dedans, en arrière, en dehors et et en avant. Il n'y a pas d'adhérences au niveau du tour de spire, pas d'adhérence non plus entre la tumeur et le péritoine adjacent. Une ligature à la soie étreint le pédicule, et le ventre est fermé par une suture à trois étages.

Examen de la tumeur. — La tumeur dont les dimensions sont, nous l'avons dit, celles d'une tête d'adulte, a la forme d'un ovoïde dont la petite extrémité présente un hile, où apparaît la coupe des vaisseaux. Les artères, dont la lumière est encore perméable, apparaissent au centre avec leurs contours accusés ; les veines sont thrombosées et les caillots adhèrent intimement à la paroi vasculaire. Une coupe faite suivant le grand axe de la tumeur, démontre en celle-ci deux zones distinctes : l'une périphérique, l'autre centrale. La zone périphérique est occupée par des noyaux apoplectiques, d'où s'écoule un magma veineux noirâtre, diffluent. La zone centrale est creusée de géodes dont le volume augmente au fur et à mesure qu'on se rapproche du centre même de la tumeur. Ces cavités sont absolument gorgées de sang, mais ce sang est liquide et rougeâtre. En certains points, on rencontre des tourbillons de fibres musculaires encore reconnaissables ; en d'autres on ne voit que des zones d'apoplexie intense, dissociant complètement le tissus préexistant.

L'examen histologique n'a pu être fait.

Suites opératoires. — Les suites opératoires furent bonnes. Pas de température, pas de suppuration de la paroi. La malade succombe à une broncho-pneumonie accidentelle trois semaines après l'opération.

OBSERVATION III (RÉSUMÉE), de la thèse de DEMANTKÉ.

Mme C. 38 ans. Blanchisseuse. Entre le 20 janvier 1896, salle Velpeau, n° 5.

Réglée à 13 ans. Menstruation normale. Mariée en 1883, deux accouchements. Pas de fausse couche.

Maladie actuelle. — Apparition de douleurs abdominales en juin 1896, au moment d'une période menstruelle. Arrêt subit des règles, puis le lendemain réapparition, et hémorrhagies abondantes. 3 semaines après nouvelle crise douloureuse. Elle vient consulter à l'hôpital ; entre d'abord en médecine dans le service de M. le Dr Chauffard, pour une insuffisance mitrale, puis passe le 20 janvier dans le service de gynécologie, salle Velpeau, n° 5.

Examen à l'entrée. — Bon état général. Cœur : souffle systolique à la pointe.

Par le palper abdominal, on constate la présence d'une grosse tumeur, dure, bosselée, remontant au-dessus de l'ombilic. Pas de douleur à la pression.

Toucher. — Col refoulé dans le cul-de-sac latéral droit. Le gauche est rempli par une masse dure se continuant avec la tumeur abdominale. Celle-ci commence près du col. Pas de phénomènes de compression.

Cathéterisme : 16 centimètres.

Diagnostic : fibrome utérin interstitiel.

Opération, le 26 janvier 1897. — Laparotomie. Hystérectomie supra-vaginale à ligature élastique perdue, d'après la méthode d'Olshausen. Le péritoine ouvert, le fibrome paraît enclavé ; mais il s'agit ici d'une fausse inclusion intra-ligamentaire ; le ligament

large gauche recouvre la tumeur *qui a subi un mouvement de tor-*
sion de gauche à droite. La surface antérieure du fibrome est normale ; il n'y a ni infarctus, ni dégénérescence du tissu utérin.

Rien de particulier comme opération.

Poids 1770 grammes. Le fibrome est interstitiel. Il forme une
masse unique autour de laquelle le tissu utérin s'est hypertrophié.
La cavité utérine très large est comprise dans le segment gauche
de la tumeur. Petits fibromes pédiculés à la surface de la masse
principale.

Suites normales. — La malade quitté l'hôpital à la fin de février.

OBSERVATION IV. (Heurteaux)

Mlle de M... âgée de 48 ans, se porte généralement assez bien :
très grande nervosité, règles normales. Depuis 1889 sont survenues
des crises douloureuses irrégulièrement à intervalles de deux,
trois mois jusqu'à la fin de 1892. Il y a eu 15 à 16 crises en trois
ans. Celles-ci n'avaient aucune espèce de relations avec l'époque
des règles.

En revanche, toutes ont le même début brusque, caractérisé par
une douleur vive occupant la région de l'ovaire gauche et s'accompagnant de nausées, parfois de vomissements ; il y avait en outre
de la constipation, des difficultés d'uriner et parfois un peu de
fièvre. La douleur ne cédait qu'à une injection de morphine.

La dernière crise en 1893 a été plus violente, accompagnée de
péritonite circonscrite et a duré quatre à cinq jours. C'est pendant cette crise qu'on découvrit la tumeur.

En janvier 1893, on sent, à la partie moyenne de l'hypogastre,
une tumeur plus grosse que les deux poings, immobile, ne paraissant pas fluctuante, un peu douloureuse surtout à gauche.

Par le toucher vaginal, on sent la douleur en avant du col utérin. La malade éprouve de fréquents besoins d'uriner ; elle combat
sa constipation par de l'eau minérale.

Malgré l'absence de fluctuation, on diagnostique un kiste de
l'ovaire gauche à pédicule tordu. Les crises successives éprou-
vées par la malade depuis trois ans paraissent se rattacher à une
torsion légère et passagère qui s'est réduite d'elle même après quel-

ques heures et la dernière plus accentuée a provoqué une péritonite avec adhérences et déterminé une souffrance qui ne s'est pas complètement dissipée.

L'opération est faite le 21 janvier 1893.

A l'ouverture du ventre, la tumeur, à peu près grosse comme une tête de fœtus à terme, est trouvée adhérente par toute sa surface aux organes voisins. Mais ces adhérences, peu résistantes, peuvent être réduites avec le doigt. La tumeur s'insère à la corne gauche de l'utérus par un pédicule gros comme l'index, long de cinq à six centimètres, présentant un tour complet de torsion de droite à gauche. Un double catgut passé au travers du pédicule permet de le lier en deux parties.

La tumeur, examinée de suite, offre absolument les caractères de fibro-myômes ordinaires de l'utérus ; son tissu demi-ferme, est infiltré de sérosité. La malade se rétablit parfaitement.

OBSERVATION V (Mermet)

La nommée B..... Pauline, âgée de 46 ans, entrée le 8 juin 1896 à l'hôpital Cochin pavillon Lister, salle Sédillot, n° 9 dans le service de notre maître M. Schwartz.

Histoire clinique. — Dans les antécédents de cette malade rien de bien saillant ; pas de tare néoplasique, ni tuberculeuse ; seule une sœur de cette femme est morte d'une tuberculose pulmonaire contractée accidentellement.

Notre malade n'a jamais eu d'enfants ni de fausses couches, et les accidents utérins pour lesquels elle vient à l'hôpital paraissent remonter à 1893.

Il nous faut signaler à cette époque, l'apparition chez cette femme de lésions chorio-rétiniennes d'origine probablement syphilitique qui furent traitées et améliorées par les injections sous-conjonctivales de sublimé et hypodermiques de biiodure de mercure. Nous rappelons ce fait, parce que soit coïncidence, soit relation évidente, les premiers accidents utérins se montrèrent à la même date, c'est-à-dire il y a 3 ans. Nous discuterons plus loin la valeur et les rapports de ces troubles génitaux et de ces lésions du fond de l'œil.

Les règles qui jusque-là avaient été régulières comme apparition et comme durée, prirent alors quelques caractères particuliers et nouveaux. Elles devinrent d'abord plus douloureuses ; elles persistèrent quatre ou cinq jours au lieu de deux comme précédemment ; leur abondance augmenta dans les mêmes proportions ; enfin elles revenaient un peu plus souvent que de coutume, toutes les trois semaines environ. Peu de temps après, le ventre augmentait progressivement de volume, et atteignait celui que nous constatons aujourd'hui.

A son entrée à l'hôpital, elle vient d'avoir une ménorrhagie plus forte que d'ordinaire ; les douleurs qui paraissent siéger dans la fosse iliaque gauche ont été plus vives. Elle prétend que depuis trois semaines le volume de son ventre s'est notablement exagéré. Actuellement comme symptômes fonctionnels, et en dehors de la crise menstruelle, elle n'accuse que des troubles intestinaux (tympaniture, périodes de constipation, puis de diarrhée) semblant vraisemblablement se rapporter à des phénomènes de compression de l'S iliaque par une tumeur intra-abdominale.

L'examen de l'abdomen justifie ces présomptions. A l'inspection on note un développement marqué de celui-ci, surtout dans ses parties inférieures ; de plus il est asymétrique, le côté gauche proémine de 3 à 4 centimètres en avant du droit ; il existe aussi, de ce même côté gauche, une circulation collatérale sous-cutanée très développée, surtout dans la région sous-ombilicale. Le palper dénote que le flanc droit et la région iliaque correspondante sont libres; du côté gauche, au contraire, ainsi qu'au niveau de l'hypogastre, on constate que ces diverses régions sont occupées par une tumeur, dépassant légèrement l'ombilic, de consistance dure, tendue profondément, plus élastique à la superficie arrondie, à surface un peu irrégulière et douloureuse à gauche.

La partie droite de l'hypogastre est occupée par une masse qui est indépendante de la précédente et qui déborde légèrement dans la fosse iliaque ; la consistance de cette tumeur est plus ferme. Par le toucher vaginal combiné avec le palper, on reconnaît que la masse de gauche tombe dans le cul-de-sac vaginal correspondant, qu'elle est peu mobile et qu'elle repousse manifestement l'utérus à droite, apparemment sans connexion avec elle ; les mouvements imprimés par l'abdomen à la tuméfaction sise à droite de la ligne médiane, semblent au contraire se transmettre au col utérin.

Celui-ci regarde en arrière et légèrement à gauche, en raison d'une antéflexion très marquée et d'un peu de latéro-version droite ; l'hystérométrie n'a pu être faite en raison de la coudure utérine non réductible.

La laparotomie pratiquée le 16 juin, sur la ligne sous-ombilicale permet de voir un grand épiploon adhérent au péritoine pariétal et aux anses intestinales ; on résèque après libération la majeure partie de cet épiploon injecté et induré. On aperçoit alors une énorme masse occupant toute la partie inférieure et gauche de la cavité abdominale, intimement adhérente à l'intestin qui la baigne, de coloration grisâtre, de consistance mollasse, presque flectuante ; une ponction avec un trocart dans le but de la vider ne donne que du sang. On libère ensuite l'intestin grêle adhérent à droite, l'S iliaque comprimé à gauche ; on parvient alors à faire le tour de la tumeur et à l'attirer au dehors ; il s'agit d'un fibrome sous-séreux ou à évolution intra-abdominale, inséré par un pédicule court et tordu sur la face postérieure de l'utérus, un peu au-dessous de la corne utérine gauche ; ce pédicule est sectionné après ligature. Deux autres fibromes plus petits, du volume d'une orange, l'autre d'un œuf de poule furent enlevés ensuite (myomectomie). La castration tubo ovarienne fut faite enfin, l'utérus ayant été reconnu gros et encore bourré de petits noyaux fibro-myômateux. Aujourd'hui, huit jours après l'intervention, l'opérée est en parfait état.

Examen de la tumeur. — Le gros fibrome central est le seul à étudier ; les deux autres extirpés sont blanchâtres, criant à la coupe, d'aspect fibreux classique, sans particularités.

La tumeur reposait en partie sur la fosse iliaque gauche, en partie sur l'utérus et les deux autres fibro-myomes enclavés dans le petit bassin, adhérente par toute sa surface à l'intestin en arrière et latéralement, et à l'épiploon en avant. Il y avait eu là manifestement des phénomènes de péritonite chronique déjà ancienne, révélés d'ailleurs, outre les adhérences, par l'état scléreux et lardacé de l'épiploon susjacent et par des exsudats blanchâtres, fibroïdes à la surface du péritoine viscéral. La forme de la tumeur est celle d'un ovoïde à petite extrémité droite, à grosse extrémité gauche ; son grand axe est dirigé à peu près transversalement dans la cavité abdominale, un peu oblique cependant en arrière et à gauche. Son poids est de 900 grammes. Son volume est un peu supérieur à celui d'une tête de fœtus à terme ; elle mesure 18 centimètres dans son grand axe et 15 centimètres dans ses axes vertical et antéro-postérieur. La plus grande surface de la tumeur est convexe, et cette courbure est surtout accentuée dans la moitié droite au niveau du pôle de ce côté ; la partie inférieure seule est légèrement concave, se moulant sur l'utérus et sur les petits fibro-myômes enclavés voisins ; il existe au centre de celle-ci un véritable hile en tout semblable au hile du rein, c'est de ce hile que part le pédicule de la tumeur La surface extérieure de celle-ci est à peu près lisse dans son hémisphère antérieur ; en haut et sur la face postérieure elle est inégale et présente les traces des adhérences épiploïques et intestinales sous forme de lambeaux, de brides fibro-graisseuses ; autour du hile du fibrome le péritoine qui le recouvre présente un aspect nacré, aponévrotique, tendineux et cet épaississement est dû surtout à l'hypertrophie du tissu sous-séreux. La coloration de la tumeur est très différente de celle des fibromes utérins sous-péritonéaux classiques, des fibromes voisins par exemple ; elle a une teinte grise, ardoisée qui rappelle la couleur de certains kystes ovariques. De plus, il existait une autre cause d'erreur, de confusion avec une tumeur liquide de l'ovaire, c'était la consistance du néoplasme ; il s'agissait ici d'une sensation de mollesse, presque de pseudo-fluctuation qui nous explique suffisamment la ponction exploratrice faite au cours de l'opération.

La coupe de la tumeur montre un fibro-myome mou, ne criant pas sous le scalpel, d'aspect charnu, de coloration rougeâtre, variable suivant les points, de consistance molle et légèrement élastique. Au raclage la surface de section ne donne que du sang, qu'on fait d'ailleurs sourdre par la pression de tous les points de celle-ci. Les caractères microscopiques de cette coupe diffèrent un peu suivant les régions considérées. Au centre elle a un aspect franchement charnu, peu fibrillaire, rappelant la coupe d'un muscle ; on aperçoit cependant des bandes fibreuses qui ébauchent quelques lobulations incomplètes; çà et là parsemant ce centre, on voit des orifices de vaisseaux dilatés. A la périphérie de la tumeur se trouve une zone de 4 à 5 centimètres de coloration noirâtre truffée ; cette coloration n'est pas toutefois uniforme et est plus foncée par endroits ; il existe là de véritables noyaux apoplectiques absolument analogues aux noyaux d'infarctus de l'apoplexie pulmonaire; les noyaux sont plus abondants au niveau de la face supérieure du fibrome, dans le point opposé au pédicule de la tumeur ; en outre ils n'atteignent pas directement la surface de celle-ci ; ils restent distants de la séreuse péritonéale de 2 à 3 millimètres, en sont séparés par le tissu conjonctif sous-séreux qui forme une véritable capsule au fibrome et est gorgé d'un sang noir, épais. La surface de coupe de ces noyaux n'est pas complètement lisse ; elle est finement grenue, sans disposition fibrillaire. Leur consistance est particulière et spongieuse ; la pression y détermine une crépitation sanguine et fait sourdre un sang noir avec de petits caillots vermiformes qui font issue des vaisseaux dilatés. Il n'existe nulle part sur la tumeur de trace de sphacèle ou de foyer de suppuration.

Le pédicule de ce fibrome, du volume à peu près du petit doigt, s'insère sur la face inférieure de celui-ci, au niveau du point qui correspond au hile de la tumeur ; l'insertion utérine se fait sur la face postérieure de l'utérus au voisinage du fond et de la corne utérine gauche. La longueur est de 2 centimètres environ. Il était tordu sur lui même de trois quarts de tour et cela dans le sens des aiguilles d'une montre ; ajoutons qu'il n'y avait sur l'utérus sous-jacent aucun mouvement de torsion semblable. Ce pédicule est peu résistant et peu charnu ; il est simplement formé par le péritoine doublé de son tissu cellulaire sous-séreux et enserrant quelques trousseaux musculaires, au milieu desquels on aperçoit la coupe de deux ou trois vaisseaux dilatés et béants.

Structure histologique. — Nous décrirons successivement les caractères présentés à des grossissements variés par des coupes histologiques prises en divers points de la tumeur.

Examen à un faible grossissement. (Obj. 4, Ocul. 1, Verick). La tumeur offre dans son ensemble une structure peu uniforme. On peut y décrire trois zones plus ou moins délimitées, mais déjà visibles à l'examen microscopique. 1° La zone périphérique est la couche capsulaire. Un premier plan de 1 mm. à 1 mm. 1/2 d'épaisseur, est formé de tissu conjonctif dont les faisceaux ont pour la plupart une direction parallèle à la surface ; celle-ci est recouverte par endroits, par l'épithélium péritonéal; dans d'autres points, là où il existait des adhérences de la tumeur avec l'épiploon ou les organes voisins, cet endothélium a complètement disparu. Ces faisceaux conjonctifs sont séparés par des cellules plates, plus rapprochées, plus tassées au voisinage de la surface même ; de plus les faisceaux connectifs présentent çà et là des sinuosités, des ondulations qui paraissent se rapporter à des modifications survenues dans la pièce sous l'influence des liquides fixateurs. Dans cette même capsule d'enveloppe, formée par le tissu sous péritonéal chroniquement enflammé, on retrouve peu de vaisseaux ; contrairement à ce qu'on observe dans les fibro-myômes d'un aussi gros volume, on n'y voit point les énormes sinus veineux si particuliers ; il n'y a que quelques capillaires issus des vaisseaux de la couche suivante qui semblent étouffés par la néoformation conjonctive.

La couche sous-jacente intermédiaire entre les noyaux apoplectiques et la capsule fibreuse constitue une capsule musculaire pour la tumeur. Elle a 1/2 centimètre au maximum. Elle est formée par des fibres lisses à direction également parallèle à la surface et réciproquement perpendiculaires, se disposant ainsi en deux plans plus ou moins nettement distincts. Le plan superficiel est représenté par des cellules musculaires groupées en petits faisceaux, serrées les unes contre les autres ; ces faisceaux sont toutefois assez distincts et sont dissociés par endroits par une infiltration œdémateuse. Le plan profond plus épais est constitué par des fibres lisses dont les éléments sont encore plus dissociés par l'œdème ; elles sont également agglomérées en petits faisceaux de quelques cellules séparés par une substance amorphe dans laquelle on rencontre de nombreux leucocytes multinucléés. Dans cette couche musculaire les vaisseaux ont fait leur apparition ; ce sont des sinus veineux très dilatés atteignant des proportions variables, leurs parois sont excessivement minces, à peu près dépourvues de fibres musculaires, elles n'ont guère qu'une vingtaine de μ d'épaisseur. Leur contenu est composé de globules rouges qui bourrent, distendent complètement la lumière du vaisseau ; de nombreux leucocytes, plus élevés que dans le sang normal (leur nombre atteint 1 pour 30 ou 40 hématies) sont mélangés à ceux-ci. Il y a là incontestablement l'indice d'une stase sanguine et lymphatique très manifeste dans la tumeur.

2º La zone sous-jacente à la zone capsulaire est celle qui correspond sous la coupe microscopique à celle des noyaux d'infarctus. Ceux-ci sont mal délimités, plus ou moins diffus ; néanmoins nous examinerons successivement la structure histologique de la pièce dans les foyers siège de l'infiltrat sanguin et dans les points circonvoisins.

Tout d'abord, comme nous venons de le dire, les noyaux d'infarctus myomateux ne sont point limités ; ils ne sont point entourés d'une capsule et se continuent sans transition avec le tissu environnant plus ou moins altéré du fibro-myôme. A leur niveau les fibres cellules musculaires lisses sont groupées en petits faisceaux de quelques éléments séparés les uns des autres par des intervalles qui ont jusqu'à 30, 40 et même 50 fois le diamètre de ces faisceaux ; en un mot ceux-ci se plongent, sont noyés pour ainsi dire dans une véritable nappe sanguine. Celle-ci est formée par du sang pur : les hématies, intimement accolées les unes aux autres, sont au contact même des cellules musculaires et n'en sont séparées par aucun endothélium ; elles ont conservé pour la plupart leur forme et leur aspect normaux ; nous décrirons d'ailleurs plus loin les altérations des éléments constitutifs mêmes de ces zônes hémorrhagiques. Ici les leucocytes sont plus rares que dans la couche précédente ; on ne les retrouve guère que dans les vaisseaux. Ceux-ci sont également disséqués par l'épanchement ; leur lumière est bourrée de globules rouges et leurs parois conjonctives sont entourées d'une grande quantité de cellules embryonnaires.

Les coupes histologiques rappellent, en un mot, en ce point, absolument les lésions d'une hémorrhagie en nappe dans un viscère ; on assiste là à une dissociation des éléments primitifs par l'infiltrat sanguin.

En dehors des foyers d'infarctus, là où le fibrome présente une coloration rosée avec un piqueté noirâtre, on voit les fibres musculaires lisses plus ou moins réunies, séparées seulement par quelques trainées de tissu conjonctif; les faisceaux de cellules se disposent plus ou moins régulièrement autour des centres communs d'ordinaire formés par les vaisseaux ; la tumeur présente en somme par endroits une ordination lobulaire. Les fibres musculaires sont le siège d'une distention œdémateuse très accusée, les vaisseaux sanguins et lymphatiques dilatés celui d'une stase notable. A côté d'eux se trouvent parfois des foyers hémorrhagiques analogues aux précédents, mais beaucoup plus petits ; ce sont ces foyers plus ou moins limités qui se continuent par endroits avec les vastes nappes apoplectiques voisines, qui donnent lieu au piqueté spécial qu'on retrouve dans les divers points de cette zone. En résumé, en allant de la superficie dans la profondeur, on voit sur les coupes l'infarctus, l'apoplexie se limiter, se circonscrire, et cela en raison directe de la vascularisation de la tumeur.

3° A mesure qu'on s'avance dans la tumeur et qu'on considère les coupes intéressant des parties plus centrales, on voit les nappes ou foyers hémorrhagiques s'atténuer, puis disparaître. L'œdème lui aussi diminue. Les coupes présentent alors l'aspect et la structure du fibro-myôme classique et à peu près pur. Les cellules musculaires lisses prédominantes sont disposées en faisceaux serrés, irrégulièrement distribués dans toute la masse, offrant les dispositions les plus bizarres, tantôt montrant les coupes longitudinales dans ces cellules musculaires, tantôt offrant des sections transversales de celles-ci ; la plupart de ces fibres cellules ont une direction rectiligne, d'autres en plus petit nombre sont ondulées comme des fibres conjonctives, d'autres enfin ont une disposition plus ou moins arquée, ce sont celles qui s'ordonnent autour des centres lobulaires. Le tissu fibreux est peu abondant dans la tumeur ; il ne prédomine qu'autour des vaisseaux, formant autour d'eux de véritables espaces analogues aux espaces portes du foie. Ces vaisseaux, quoique en moins grand nombre dans la zone centrale, sont néanmoins dilatés et ont une structure pour la plupart veineuse ; dans leur contenu globulaire on trouve une surcharge de globules blancs.

Examen à un fort grossissement (Obj. 6 Ocul. 3. Verick). — Les particularités intéressantes à ce grossissement portent surtout sur la zone hémorrhagique.

1° En ce point les fibres musculaires dissociées et à peine groupées en fascicules d'une délicatesse extrême sont presque tout entières recouvertes par les hématies ; il n'est peut-être pas une seule cellule musculaire lisse qui ne soit au contact de globules rouges. La forme de ces faisceaux musculaires est d'ailleurs des plus variables ; les uns sont allongés, fusiformes comme ces cellules mêmes, d'autres aplatis, d'autres enfin diversement contournés. Les cellules qui les composent paraissent en outre tantôt tassées, étouffées par la masse sanguine, tantôt comme distendues, vésiculeuses, leur protoplasma semblant s'être imbibé de la sérosité ambiante ; elles prennent alors moins fortement les matières colorantes et leur noyau en ces points est plus petit, arrondi, comme ratatiné au centre de la cellule.

2º Quelques rares fibres connectives et délicates relient les cellules musculaires entre elles et forment, au milieu de la nappe globulaire, avec des filaments de fibrine, un fin réticulum ; ces fibres conjonctives proviennent des travées péri-vasculaires du fibro-myôme dissociées par l'épanchement.

3º Les globules rouges extravasés de ce dernier ont subi relativement peu d'altérations. Dans la majorité, ils ont conservé leur forme discoïdale biconcave ; ailleurs, cependant, et cela surtout dans les zones périphériques, ils ont pris un aspect crénelé.

Nos considérations sur ce fibro-myôme utérin à pédicule tordu seront brèves.

L'histoire clinique nous force à admettre que dans ce cas la torsion du pédicule a été une torsion lente, chronique. C'est là un fait rare pour les fibro-myômes sous-péritonéaux et, quand par extraordinaire il survient, il s'accompagne généralement de torsion simultanée de l'utérus.

Au point de vue anatomique, nous devons aussi faire remarquer que la torsion du pédicule a obéi à la loi de Botkitansky et de Lawson Tait, citée par Mouls dans sa thèse; comme la plupart des kystes ovariques, la torsion s'est opérée ici dans le sens des aiguilles d'une montre. Nous constatons le fait sans en donner l'explication.

A un autre point de vue d'anatomie macroscopique, nous rappellerons l'aspect truffé si spécial, qui simule absolument celui des infarctus de l'apoplexie pulmonaire. De même que dans les kystes ovariques et les ovaro-salpingites à pédicule tordu (Hartmann et Reymond) nous trouvons ici des lésions de stase veineuse portées à leur maximum, c'est-à-dire l'hémorrhagie en nappe, un œdème notable et dépendant autant de l'apport artériel que de l'obstruction veineuse dans la tumeur; il n'y a pas de foyer de gangrène superficiel, ni profond. Autour du fibrome existent les traces d'une péritonite chronique évidemment aseptique; les adhérences épiploïques et intestinales du néoplasme en sont la preuve et rappellent de très près celles des kystes ovariques à pédicule tordu.

Au point de vue histologique les lésions sont assimilables à celles qu'on observe dans les kystes ovariques et les salpingites à pédicule tordu. Nous mentionnerons la dissociation des éléments fibro-myômateux par l'hémorrhagie, la stase et la thrombose veineuse, le faible calibre des artères, et au voisinage des nappes hémorrhagiques la réplétion lymphatique et la diapédèse des leucocytes. Si on veut bien comparer nos figures à une figure contenue dans la thèse de Reymond et représentant une coupe de trompe pédiculée et tordue, on verra que la disposition des éléments est identiquement la même et que les figures sont presque superposables.

En somme, la torsion d'un pédicule entraîne les mêmes désordres dans la structure de la tumeur, qu'on ait affaire à un kyste ovarique, à une salpingite, ou à un fibrome utérin.

OBSERVATION VI (Delaunay et Pilliet).

Mme G. J..., âgée de 44 ans, entrée le 1er décembre 1896 dans le service du Dr Péan, salle 3, lit 23. Nous ne relevons rien de particulier dans ses antécédents héréditaires. Comme antécédents personnels, nous notons l'apparition des règles à l'âge de 13 ans. Ces dernières sont d'une durée et d'une quantité normales, mais douloureuses et irrégulières en ce sens qu'elles surviennent toujours avec cinq ou six jours d'avance. Mariée à 26 ans, pas d'enfants, pas de fausses couches.

Il y a quatre ans, les règles devinrent plus irrégulières et assez souvent la malade constata des retards de deux et trois mois. A tel point qu'à une époque elle crut être enceinte, car elle remarqua en outre une légère augmentation de volume du ventre.

Jusqu'à il y a deux ans, rien de particulier à signaler; mais alors apparurent des douleurs abdominales sans localisation bien spéciale, surtout accentuées au moment des règles et survenant par crises pendant les périodes intermenstruelles.

Il y a 20 jours, sans cause appréciable, la malade fut prise de violentes douleurs dans la fosse iliaque droite, accompagnées de vomissements, de ballonnement du ventre et de fièvre. On porta le diagnostic d'appendicite et pendant 15 jours elle garda le lit. Peu à peu les phénomènes aigus s'amendèrent et c'est à ce moment que nous l'examinons.

Le ventre est légèrement ballonné, sensible à la pression dans la fosse iliaque droite, mais parfaitement dépressible. Nous constatons à ce niveau, et profondément située, une tumeur relativement volumineuse, de forme allongée, immobile, douloureuse, rénitente et pouvant facilement en imposer pour un cæcum.

Au toucher vaginal nous trouvons un utérus de volume normal, légèrement dévié à gauche et peu mobile. Dans le cul de sac latéral gauche rien de particulier.

Dans le cul de sac droit, au contraire, nous trouvons une tumeur du volume du poing, très adhérente aux parois pelviennes et à l'utérus. Par le palper bi-manuel on sent que les mouvements communiqués à la tumeur sont nettement transmis à l'utérus et qu'elle déborde le fond de ce dernier d'environ trois travers de doigt. Sa consistance est ferme, mais dépressible. Le cul de sac postérieur est rempli par une tumeur paraissant se continuer avec la tumeur latérale, mais donnant une sensation de fluctuation très nette. On porte le diagnostic de fibrome utérin, mais en faisant des réserves sur la possibilité du gros pyosalpinx.

En raison de l'élévation de la tumeur du côté de l'abdomen on se décide à pratiquer la laparotomie.

L'*opération* a lieu le 7 décembre 1896. Après ouverture du ventre, on trouva une tumeur située au niveau de la corne utérine droite ; son aspect est verdâtre, l'épiploon est très adhérent sur toute sa surface ; elle est fluctuante et offre absolument l'aspect d'un kyste à pédicule tordu. On fait une ponction qui ne donne issue à aucun liquide. On la libère alors de ses adhérences et on constate qu'elle est reliée à la corne utérine par un pédicule long d'environ un centimètre et demi implanté un peu au-dessous et en avant de la trompe et tordu sur son axe d'environ trois quarts de spire. Le pédicule est lié, sectionné et la tumeur enlevée ; on aperçoit alors qu'il existe plus profondément une autre tumeur qui n'est autre chose qu'un kyste de l'ovaire du volume de deux poings. On l'enlève à son tour et le ventre est fermé par trois étages de sutures en surjet.

L'aspect de la tumeur solide rappelle celui du rein ; l'extrémité supérieure est beaucoup plus volumineuse que l'inférieure ; sa forme est allongée et on comprend qu'elle ait dû à un examen superficiel, en imposer pour un cæcum. Le pédicule est situé dans la concavité.

A la coupe, on constate qu'il s'agit d'un fibro-myôme avec hémorrhagie interstitielle abondante.

La torsion du pédicule dans les fibromes sous-péritonéaux pédiculés est un fait assez rare, pour cette raison qu'en général ces pédicules sont gros et courts ; de telle sorte que c'est plutôt l'existence d'un pédicule susceptible d'être tordu qui constitue la rareté

4

de cette complication. Mais lorsqu'on se trouve en présence d'un pédicule assez long et assez mince, c'est-à-dire dans des conditions telles que la torsion est possible, nous nous trouvons en présence d'une tumeur analogue à toutes les tumeurs pédiculées, kystiques ou non. Que, pour une raison quelconque, la position de la tumeur vienne à changer (et dans le cas particulier, le développement d'un kyste de l'ovaire au-dessous et en arrière de la tumeur, a certainement été la cause de la torsion du pédicule), qu'une bride vienne enserrer le pédicule, en un mot que la circulation dans le pédicule vienne à être interrompue, et nous assisterons à toute la série des phénomènes hémorrhagiques et inflammatoires, caractérisant cette complication de ces sortes de tumeur, phénomènes qui présenteront une évolution aiguë ou chronique, suivant que la circulation aura été interrompue d'une façon brusque ou lente.

Quant à la fluctuation si manifeste que l'on a constatée, nous ne croyons pas qu'elle soit due à la torsion du pédicule. Il nous a été donné, en effet, de voir cinq cas de graves tumeurs fibreuses pédiculées, et dans lesquelles la fluctuation était si nette, que le diagnostic de kyste a presque toujours été porté. Et lors même que la tumeur était enlevée, il était bien difficile, pour ne pas dire impossible, d'affirmer l'existence d'une tumeur solide ou liquide. Nous croyons que, dans ces cas, la fluctuation est due précisément au pédicule, et plus la tumeur sera grosse et le pédicule mince, plus la sensation de flot sera manifeste. Dans ces sortes de tumeur, la circulation est, en effet, gênée, la périphérie s'œdématie, le ventre se ramollit, et on se trouve dans des conditions telles que le diagnostic de l'ovaire vient tout naturellement à l'esprit; surtout si l'on ajoute que, dans ces cas, les hémorrhagies font le plus habituellement défaut.

Il est également une autre considération sur laquelle il n'est pas inutile d'insister : c'est la facilité de ces opérations, de telle sorte que l'on pourrait dire que plus l'erreur du diagnostic aura été complète, plus l'extráction de la tumeur sera facile, et cela précisément parce que le pédicule sera petit. Nous laissons, bien entendu, de côté les cas où des adhérences ou le développement rétro-péritonéal de la tumeur peuvent compliquer l'intervention.

Examen histologique, par A. H. PILLIET, chef du laboratoire de clinique chirurgicale de la Charité. — Sur les coupes colorées à la thionine, on constate que le fibrome est absolument gorgé de sang.

En certains points, on rencontre des tourbillons de fibres musculaires lisses, encore reconnaissables. En certains autres on ne voit
que des zones d'apoplexie intense, dissociant complètement le tissu
préexistant. Les tissus veineux de la coque du fibrome sont throm-
bosés et remplis de fibrine en voie d'organisation.

La trame de la tumeur et ces mêmes tissus contiennent une
quantité énorme de leucocytes et de cellules fixes, chargées de
granulations irrégulières et d'un pigment jaune brun, d'origine hématique.

En résumé, il existe une congestion veineuse intense avec thrombose des sinus périphériques de la coque du fibrome, et véritable
apoplexie du fibrome lui-même, avec destruction de ses éléments
propres et transformation pigmentaire du sang épanché, ce qui
montre qu'il manquait de voies de retour et de moyens rapides de
régression.

OBSERVATION VII. (Rud. v. Holst)

Mme X..., 31 ans, sujette depuis un certain temps à des méno et
métrorrhagies avec un certain degré de prolapsus utérin. Cette
femme fut prise brusquement d'accidents aigus (vives douleurs
abdominales et vomissements). De plus, ces accidents coïncidèrent
avec la disparition complète du prolapsus. Voici ce qu'on constate
à l'examen : femme grande, forte, un peu anémique. Ancienne
déchirure vagino-périnéale, faible descente de la paroi vaginale
antérieure. Région hypogastrique sensible à la pression ; à droite
tumeur de consistance solide, peu mobile, douloureuse, environ
du volume d'une tête d'adulte, utérus en retroversion dans la partie postérieure du cul-de-sac gauche. Partant de son côté droit,
une partie épaisse, large, courte, conduit sur la tumeur qui pointe
dans le vagin. Le cathéter indique des dimensions normales de la
cavité utérine. Diagnostic, torsion du pédicule d'une tumeur ovarique, solide ou pauciloculaire.

Laparotomie peu après son premier examen. Le ventre ouvert,
écoulement d'une quantité assez notable d'ascite sanguinolente, et
mise en évidence d'une tumeur rouge sombre, qui, à la palpation,
donne une pseudo fluctuation. Le péritoine est fortement vascula-
risé, comme un peu dépoli dans le bassin, sans pourtant avoir con-

tracté d'adhérences avec la tumeur. On constate alors qu'il s'agit en realité d'un myôme de l'utérus, à large base, extrêmement vas-culaire, émané du fond de la matrice, à laquelle il avait fait subir un mouvement de rotation tel que les annexes droites avaient été entraînées en avant et à gauche, les annexes de gauche, en arrière et à droite du promontoire, ayant produit ainsi un déplacement d'environ 120°. Les conséquences de cette torsion avaient été une stase vasculaire intense dans la tumeur, et de la péritonite exsu-dative.

On put énucléer le myôme, supprimer, au moyen de sutures, la loge de la tumeur, et conserver les annexes et un utérus capable de remplir sa fonction d'organe gestateur. D'autre part, comme après extirpation de la tumeur on pouvait craindre la récidive du prolapsus utérin antérieur, on fit la ventro-fixation. — Guérison.

L'erreur de diagnostic est explicable; l'utérus primitivement prolabé, était en quelque sorte allongé dans sa portion cervicale. D'autre part, en raison du mouvement de torsion subi par l'organe, le catheter ne put pénétrer que jusqu'à l'orifice interne qui, à tort, fut pris pour le fond de l'organe. De sorte que, les renseignements fournis par l'examen devaient plutôt faire penser à un kyste de l'ovaire avec torsion du pédicule.

OBSERVATION VIII (IMBERT).

Madeleine B..., 40 ans, entre à l'hôpital suburbain, service de M. le professeur Tédenat, le 3 novembre 1891. Elle a toujours joui d'une parfaite santé ; réglée à 13 ans, la menstruation a toujours été régulière ; les dernières règles sont survenues, il y a huit jours ; deux grossesses normales, datant l'une de dix-huit ans, l'autre de douze ans.

Il y a trois mois, la malade commença à ressentir une légère douleur dans le flanc droit ; elle ne s'en inquiéta pas tout d'abord et ne consulta un médecin que plusieurs semaines après; on l'en-gagea alors à se rendre à Montpellier pour se faire opérer.

Au moment de son entrée, la douleur dont se plaignait la malade a disparu depuis une quinzaine de jours ; l'état général est très satisfaisant, bien qu'il y ait un léger amaigrissement ; le ventre a le volume d'un utérus au huitième mois ; par la palpation, on perçoit une tumeur presque médiane, un peu plus développée cependant à droite qu'à gauche ; elle s'élève jusqu'à l'ombilic. Par le toucher vaginal on sent, dans le cul de sac antérieur, une tumeur solide, et les mouvements antéro-postérieurs imprimés à travers la paroi abdominale sont nettement perçus au niveau du col.

L'opération est pratiquée le 7 novembre après les précautions antiseptiques ordinaires ; l'anesthésie par l'éther, après piqûre d'atropomorphine demande dix minutes ; elle est prolongée pendant trois quarts d'heure. M. Tédenat incise la ligne blanche de deux centimètres au-dessous de l'ombilic, jusqu'à un centimètre au-dessus du pubis ; la gaine des grands droits est incisée sur la ligne médiane ; le péritoine, saisi avec une pince est ponctionné au bistouri, puis fendu avec des ciseaux ; on arrive alors sur une tumeur lisse d'un brun gris, évidemment solide, ce qui est confirmé du reste par une ponction faite avec le gros trocart. L'incision abdominale étant trop étroite pour laisser passer la tumeur, on la prolonge en la contournant au-dessus de l'ombilic ; mais au cours des efforts que nécessite l'extraction du fibrome, plusieurs anses font irruption hors du péritoine : elles sont maintenues par des flanelles chaudes hors de la cavité abdominale, pendant un quart d'heure environ. Enfin la tumeur est extraite hors du péritoine, l'on constate alors qu'elle s'est développée sur l'utérus et qu'elle a le volume d'une tête d'adulte ; à sa droite on trouve accolés à la tumeur la trompe et l'ovaire droit, kystiques ; on remarque en outre que le pédicule, large de plusieurs centimètres, est formé par l'utérus élongé et qu'il est contourné sur lui-même de gauche à droite, d'environ 90°. La tumeur est détordue ; le pédicule, fortement serré entre deux pinces de Richelot est sectionné au bistouri, puis fortement cautérisé au thermo-cautère ; enfin la trompe gauche est liée et l'ovaire du même côté, qui contient de petits kystes, est enlevé ; on s'occupe alors de faire rentrer, avec beaucoup de difficultés, les deux ou trois mètres d'intestin qui sont sortis au cours de toutes ces manœuvres. On traverse le pédicule par deux fortes broches en fer ; puis un solide tube de caoutchouc passé au-dessous des broches est alors fortement serré autour du pédicule et ses extrémités maintenues par une pince à forcipressure. Le pédicule est laissé hors du ventre, maintenu par les broches, et la paroi abdominale est réunie tout autour par un seul plan de sutures à la soie.

Les suites de l'opération ont été très simples : la température

4*

n'a pas dépassé 37°8 ; les sutures sont enlevées le 18 novembre et le pédicule tombe spontanément le 23 novembre. Lorsque la malade sort, le 6 décembre, la plaie en entonnoir qu'a laissée le pédicule est à peu près complètement fermée.

Examen de la tumeur. — Elle est constituée par une couche périphérique blanchâtre, épaisse de trois centimètres, résistante, qui présente la structure du fibro-myôme, et par une partie centrale, plus molle, creusée de petites cavités, de nature probablement sarcomateuse.

Réflexions. — En l'absence de tout phénomène saillant dans l'histoire de notre malade, il nous paraît bien difficile d'indiquer, même d'une façon approximative, l'époque à laquelle remonte la torsion de la tumeur. Cette torsion elle-même était peu accentuée et le fibrome n'avait tourné que de 90° ; il n'est donc pas surprenant qu'une rotation aussi peu marquée n'ait produit aucun phénomène particulier dans l'histoire de la malade, les vaisseaux n'étaient pas oblitérés, la circulation s'effectuait à peu près normalement ; mais il est possible que, si la tumeur n'eût pas été extirpée, la rotation se fût complétée plus tard et eût déterminé l'apparition des symptômes que nous avons signalés dans la torsion des tumeurs ovariennes.

Quant aux causes qui ont pu déterminer cette complication, elles sont encore plus obscures. On en est réduit à incriminer ici encore les causes générales, l'influence de la menstruation, les traumatismes, les efforts et surtout les variations de volume de l'intestin et de la vessie, variations qui joueraient un rôle capital suivant Vercoutre.

OBSERVATION IX. (Friedel Pick.)

Femme de 56 ans, se plaignant depuis un mois de douleurs vives du ventre et de constipation avec fièvre légère. Deux semaines avant son entrée à l'hôpital, elle était restée huit jours sans selles, le ventre était très tendu. Elle mourut la nuit même de son entrée en essayant d'aller à la selle.

Autopsie. — Fibrome sous péritonéal, plus gros qu'une tête d'a-

dulte avec pédicule tordu de gauche à droite. Regardant de près,
on vit que ce pédicule était l'utérus élongé, tourné deux fois sur
lui-même. Tumeur congestionnée, mais non nécrosée. L'adhérence de la tumeur à plusieurs anses d'intestin expliquait la constipation.

CONCLUSIONS.

I. Deux variétés de fibromes utérins sont susceptibles de se compliquer de torsion. Ce sont :

1º Les fibromes sous-péritonéaux nettement pédiculés (torsion de fibrome proprement dit).

2º Les fibromes interstitiels du fond de l'utérus. En s'élevant, ceux-ci entraînent le dôme utérin ; le corps de l'utérus devient pédicule et peut se tordre (torsion d'utérus fibromateux).

II. L'étiologie de ces torsions est des plus obscures.

III. La torsion est lente ou brusque.

IV. Les conséquences de la torsion sont :

1º Immédiates, consistant en thromboses du pédicule et de la périphérie du fibrome et apoplexie myômateuse, le tout pouvant aboutir à la gangrène.

2º Secondaires, consistant en l'établissement d'adhérences rapidement fortes et qui compliqueront d'autant l'intervention opératoire.

V. La symptomatologie varie.

1. La torsion lente s'accuse par des phénomènes de péritonite localisée dont les adhérences sont la conséquence.

2. La torsion brusque a les symptômes d'un étranglement interne.

Dans les deux cas, l'impression donnée par l'examen physique est celle d'une tumeur rapprochée du plan médian et plus ou moins fixée.

VI. Le pronostic, bénin au début, devient sombre si l'on perd du temps.

VII. Il faut donc intervenir toujours, intervenir de suite par laparotomie.

S'il s'agit d'un fibrome pédiculé tordu, il faut traiter la tumeur comme un kyste de l'ovaire.

Si l'on trouve un utérus fibromateux tordu, il faut pratiquer l'hystérectomie abdominale totale ou partielle.

BIBLIOGRAPHIE

Delaunay et Pilliet. — *Société anatomique*. Décembre 1896.

Pierre Delbet. — Article Fibrome in *Traité de Chirurgie*, t. VIII.

Friedel-Pick. — Uber einen Fall von mehrfacher Achsendrehung des Uterus bei Myom des Fundus, in *Prager medicin. Wochenschrift*, 1891, n° 19.

Gusserow. — Die Neubildungen des Uterus, p. 9, in *Pitha-Billroth's Chirurgie*, Bd. IV, A.

Heurteaux. — *Gazette méd. de Nantes*, 1893.

Imbert. — *Montpellier médical*, janvier 1892.

James Cuppie. — *Obstetr. journal of Great Britain*, II, p. 303.

Klob. — *Pathologische Anatomie der weiblichen sexualorgane*, 1864, p. 62.

Kuster. — *Beitrage zur Geburtshülfe und Gynäkologie*, Berlin, 1870, I, Heft. 1, p. 7.

Mermet. — *Société anatomique*, juin et décembre, 1896.

Pozzi. — *Traité de gynécologie*.

Rokitansky. — *Lehrbuch der path. Anatomie*, 1842. Bd. III, p. 547.

Schwartz. — *Acad. de médecine*. Décembre 1896.

Skutsch. — *Centralblatt für Gynäkologie*, 1887, n° 41.

Skutsch. — *Krankheiten der weiblichen Geschlechtorgane*, 6, Aufl. p. 228.

Schrœder. — *Centralblatt für Gynäkologie*, 1890, n° 44.

Times. — *Transactions of the London obstetrical society*, 1861, II, p. 64.

Virchow. — *Geschwulste*, III, p. 161.

Rud. v. Holst : *Cent. f. Gyn*, 1894.

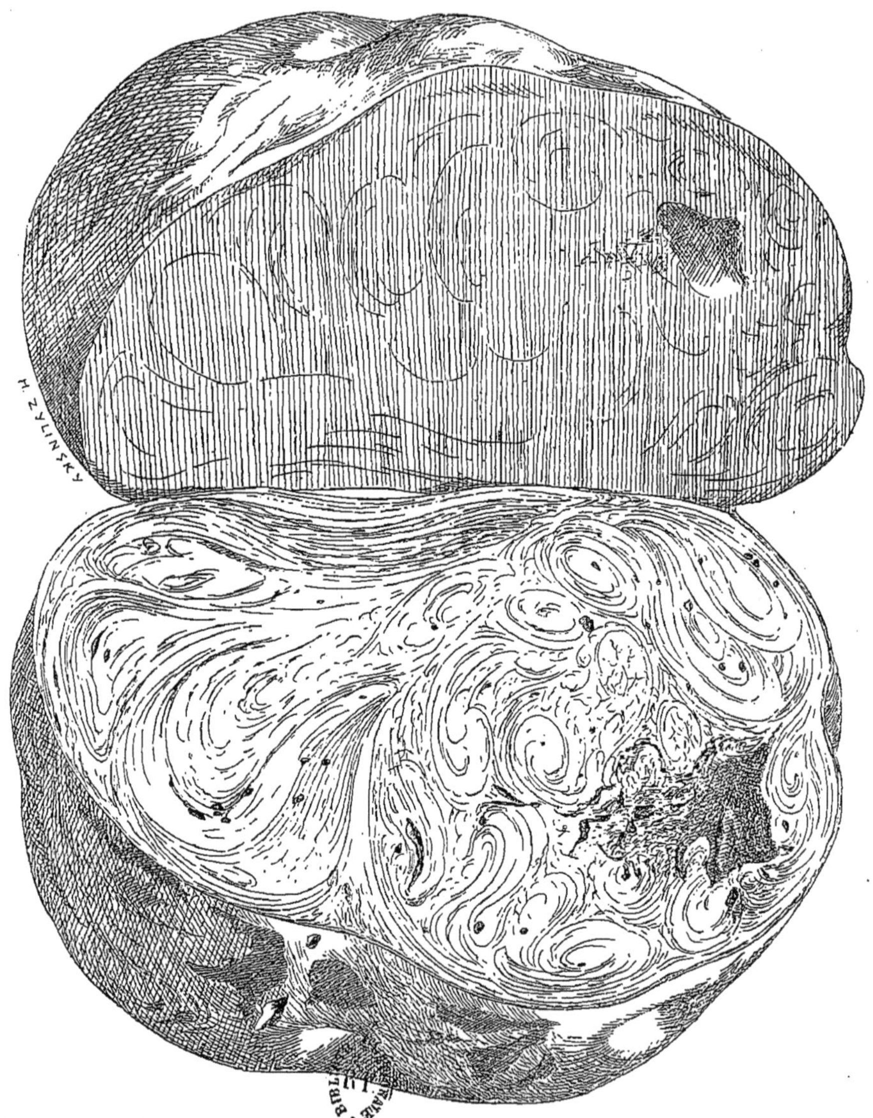

Fig. 1. — Fibro-myôme à pédicule tordu (Péan, juin 1897). Géodes apoplexiées et amas pigmentaires sur la surface de coupe ; taches violacées d'apoplexie sous le péritoine.

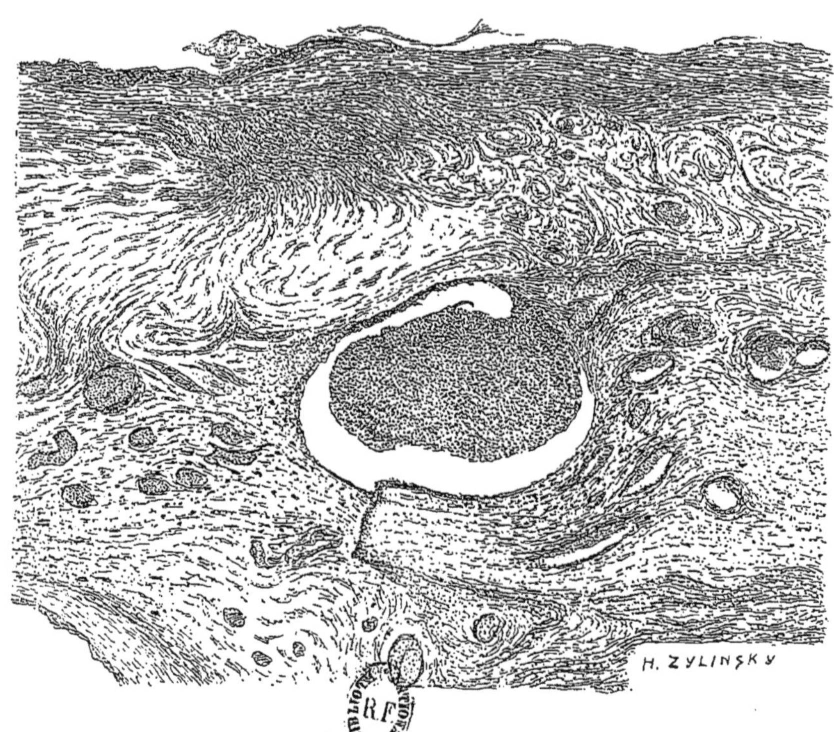

Fig. 2. — Fibrome à pédicule tordu. Coupe de la surface au niveau d'un point ecchymotique. Le péritoine et les faisceaux lisses sous-péritonéaux sont normaux; au-dessous s'étend une bande de sinus de veines et de veinules thrombosées. Enfin dans la partie profonde les muscles sont raréfiés et dissociés par l'apoplexie sanguine avec transformation pigmentaire. (Préparation de A. Pilliet.)

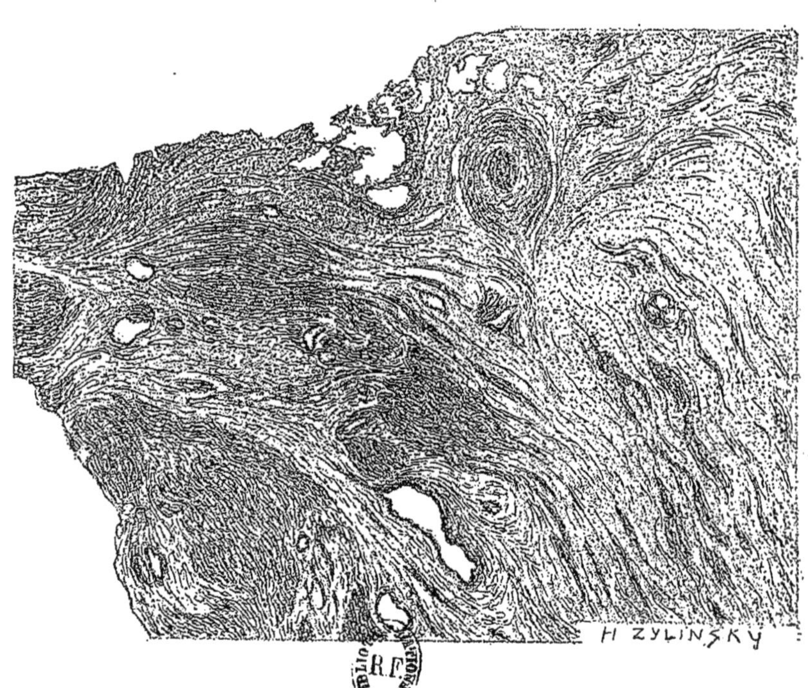

Fig. 3. — Fibro-myôme à pédicule tordu. Coupe prise à la périphérie, montrant l'isolement des fibres musculaires par l'inondation de sang déjà en voie de transformation pigmentaire et la formation de petites cavités. (Préparation de A. Pilliet).

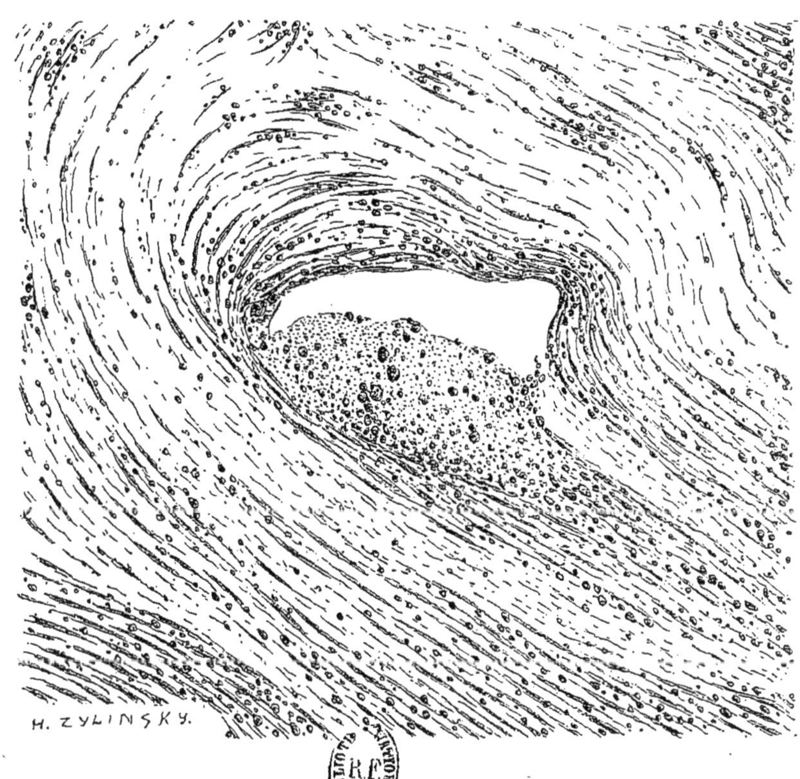

Fig. 4. — Fibro-myôme à pédicule tordu. Détail à un fort grossissement de la préparation précédente. Les fibres musculaires lisses sont atrophiées, dissociées par une masse sanguine qui a pris un aspect homogène et est parsemée de grains pigmentaires. Un sinus veineux en partie oblitéré occupe le centre de la figure. (Préparation de A. Pilliet.)

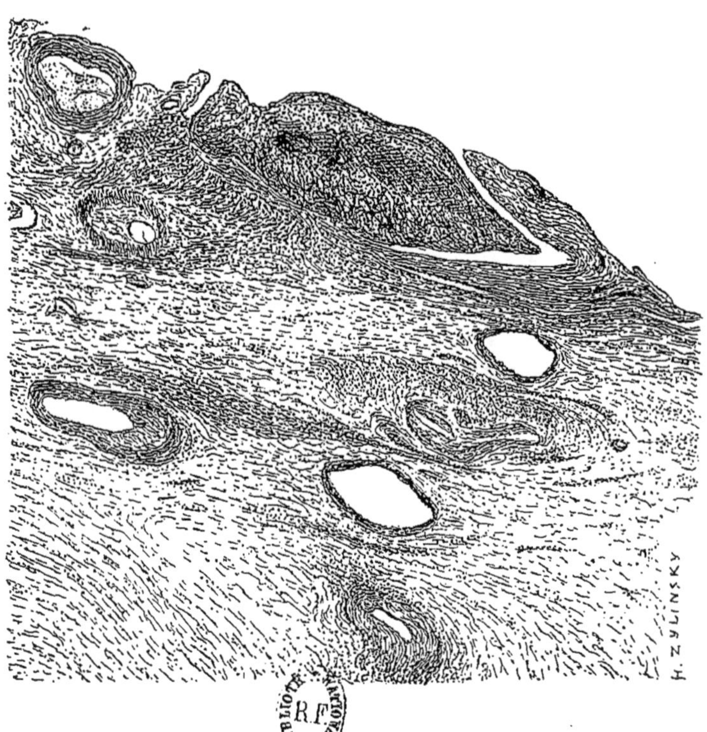

Fig. 5. — Fibrome à pédicule tordu. Coupe au niveau du pédicule. Veine volumineuse occupée par un caillot en partie adhérent. Epaississement considérable des artérioles. Rareté relative des fibres musulairesc lisses. (Préparation de A. Pilliet.)

TYPOGRAPHIE

EDMOND MONNOYER

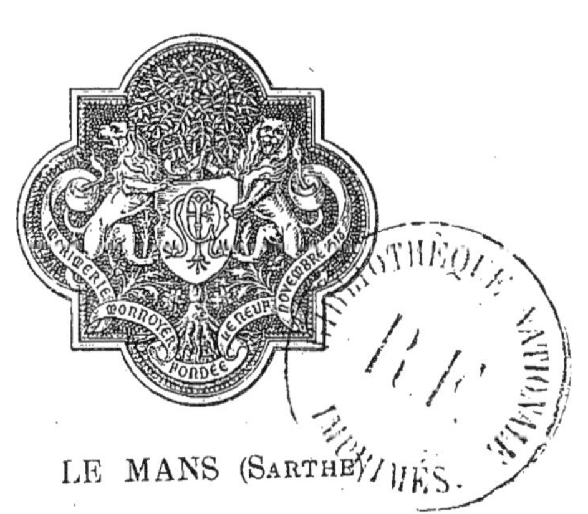

LE MANS (Sarthe)